嬉‧生活
Chic 150

後仰就會瘦

「そる」だけでやせる腹筋革命

10秒就能消小腹，適合所有人的革命性拉伸瘦體操

中村尚人 著

高秋雅 譯

高寶書版集團

你還在做這種**腹肌運動**嗎？

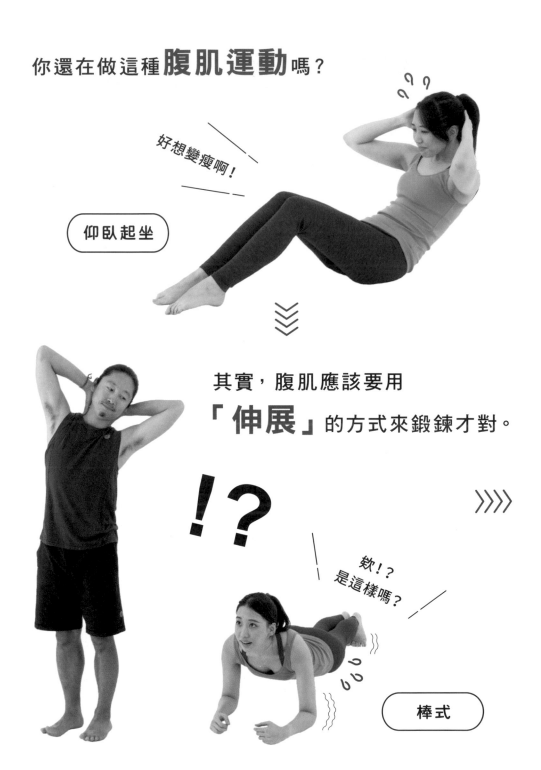

好想變瘦啊！

仰臥起坐

其實，腹肌應該要用

「**伸展**」的方式來鍛鍊才對。

!?

欸!?
是這樣嗎？

棒式

拉伸腹肌有革命性的效果!!

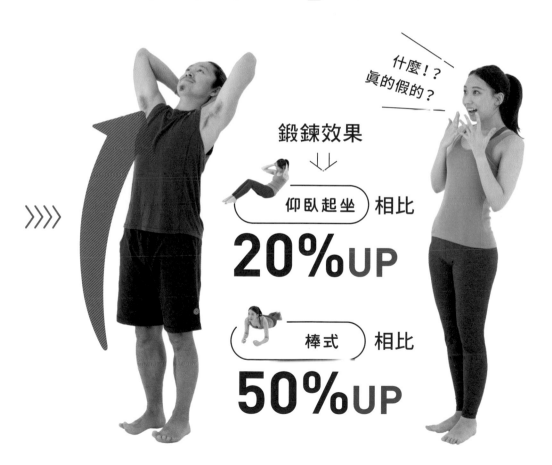

什麼!？
真的假的？

鍛鍊效果
↓

仰臥起坐 相比
20%UP

棒式 相比
50%UP

拉伸腹肌是革命性的輕鬆！！

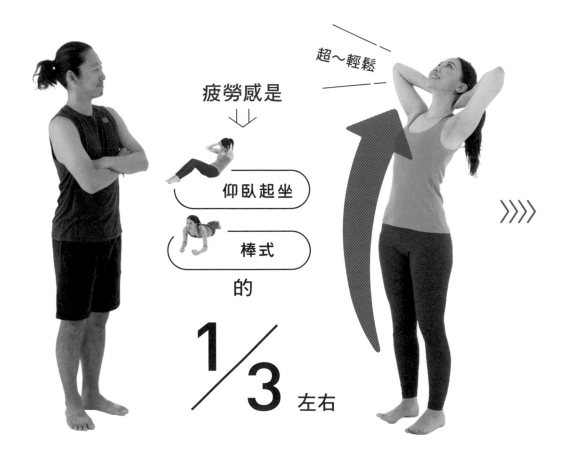

超～輕鬆

疲勞感是

仰臥起坐

棒式

的

$\dfrac{1}{3}$ 左右

拉伸腹肌可以讓身體有革命性的改變！！

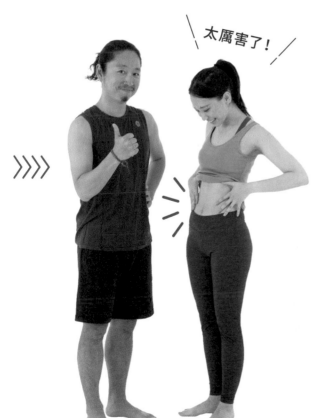

太厲害了！

→ 改善凸肚 &
　養成易瘦體質

→ 保持健康舒適的
　優美體態

→ 胸腔打開，
　心態變得正向

Let's raise The Revolution in Ab-Exercise!!

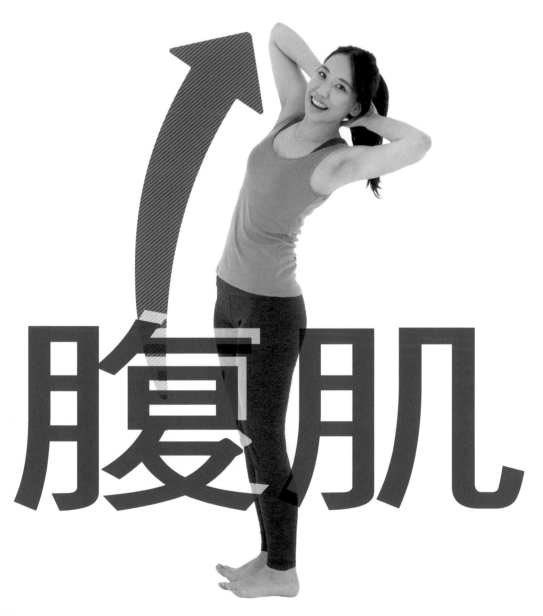

腹肌

來吧，各位讀者們！
讓我們一同掀起

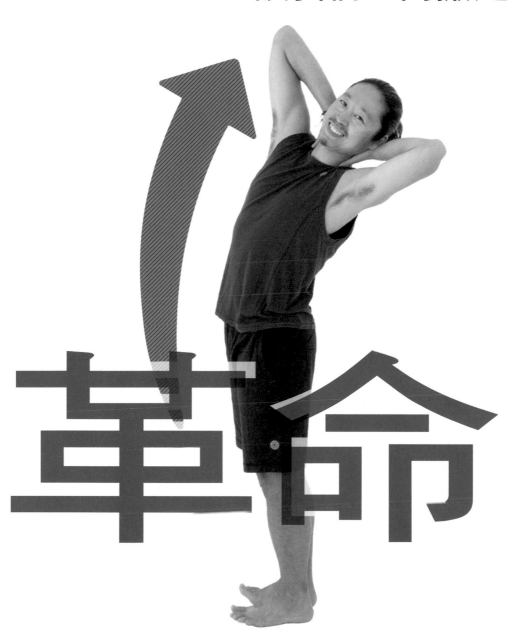

革命

徹底比較！ 原來有這麼多不同！

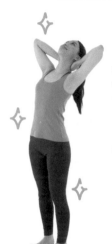

拉伸腹肌　vs　收縮腹肌

Good!　　　　　　　　　　　　　　　Bad!

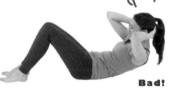

比較合理	人體構造上的合理性	較不合理
輕鬆又舒服	做起來的感覺	費力又辛苦
很多 （腹直肌、腹斜肌、腹橫肌、 髂腰肌、豎脊肌、多裂肌等） 詳細請見第 45 頁	可以鍛練到的肌肉部位	只有一個 （腹直肌）
可以一直持續下去 （只要站著伸展就好，不管在哪都能做）	是否容易持續	可能會半途而廢 （做起來很累，還要挪出空間躺下來）

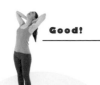

Good! —————— **瘦身&美容** —————— Bad!

變細	腰圍	變粗
回歸正確的位置	內臟	下垂而顯得腹部凸出
提高代謝，養成易瘦體質	基礎代謝量	沒有特別的變化
形成舒適優美的姿勢	姿勢	形成不舒服的壞姿勢 （駝背、圓肩）

Good! —————— **身心的健康** —————— Bad!

下降	血壓	上升
改善	腰痛	惡化
向外打開延伸 全身肌肉連為一體 放鬆	身體的變化	封閉緊縮 肌肉沒有互相連動 緊張
深緩	呼吸	短淺
開朗正向	心理的變化	容易負面思考，疑神疑鬼

順帶一提 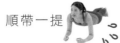 棒式做起來既費力又難受，還會使血壓上升

前　言

物理治療師、瑜珈教練

中村尚人

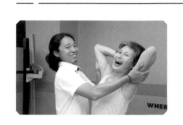

「只要肚子不要這麼凸，看起來一定會更瘦一點……」
「要是沒有啤酒肚的話，就可以大大方方地穿 T 恤了！」

　　對許多人來說，「下腹部凸出」永遠都是煩惱的第一名。而一說到瘦小腹，就會想到腹肌運動。腹肌的重要性從以前就一直被強調，除了改善腰痛，還能提升塑身效果和運動表現。

　　說到腹肌運動，我想大家都會想到收縮腹肌的仰臥起坐。但是最近，這種收縮腹肌的運動引起了大眾的注意，被認為是造成腰痛的原因。
　　說到底，我們是否一直有一種錯誤的觀念，認為腹肌運動就是仰臥起坐呢？那樣的腹肌運動真的合理嗎？

　　我從事瑜珈和皮拉提斯的教學，目前已培養出約 2 千名專業教練。另外，作為物理治療師，也診治了將近 1 萬名為腰痛等姿勢問題所苦的患者。

　　透過瑜珈等東洋醫學，加上身為物理治療師所學的西洋醫學，從這

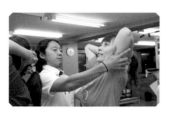
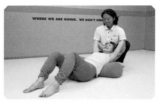
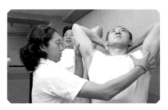

指導
學員中！

兩方面研究人體的過程中，我得出了一
個結論。那就是……

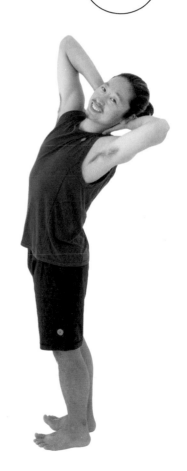

「腹肌要用伸展的方式來鍛鍊。」

　　就是這麼一回事。

　　簡單到每個人都能在日常生活中持
續進行，明明一點都不會累，卻能確實
地對腹肌產生作用。除此之外，還能養
成易瘦體質，體態也會變好，身心都能
變得健康。

　　就讓我來帶領大家了解這個遵循身
體原理的全新腹肌運動吧！

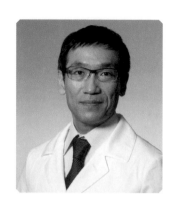

運動醫學骨科醫師

武田淳也

廣域醫療法人明和會骨科運動・營養診所理事長，
PilatesLab 代表，日本皮拉提斯協會會長。作為運動
醫學的第一人，主講了多場學會演講，著作眾多。

有一本既獨特、成效又值得期待的運動實踐書上市了，那就是這本
《後仰就會瘦》。

這本書著眼於腹肌的離心性收縮（伸長的力量），這一點確實是充
滿革命性。作為取得醫療國家資格的物理治療師，中村尚人老師在不斷
研習最新運動醫學和運動學知識的同時，也是一名瑜珈教練，師承世界
屈指可數的瑜珈大師，並持續讓瑜珈深入發展。正是如此，才會有這樣
的獨特著眼點吧。

我和他的相識可以追溯到十幾年前。那時候，中村尚人老師還在醫
院當物理治療師，當他來向將皮拉提斯引入醫療的我學習時，我被他真
摯的求知欲所吸引。

他在那之後的活躍程度超乎我的預想，囊括了醫療、健身、保健等
領域，現在已成為日本身體療法領域的領袖人物之一。

很期待能透過這種設計成「可以行動、實踐、持續，並且會有效果
和結果」的方法，為我們的體型、姿勢以及人生，帶來劃時代的革命。

不需要飲食控制！動作簡單，輕鬆又舒暢！

只靠拉伸
就瘦下來了

· 規則：1 天做 3 次以上的腹肌拉伸
· 使用身體組成分析儀來量測數據

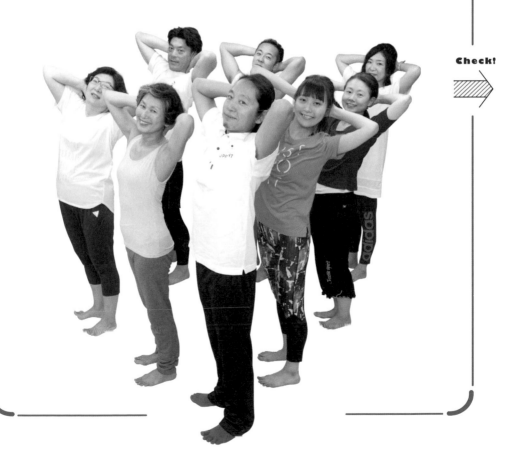

Check!

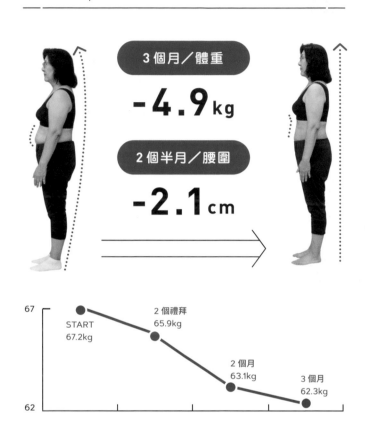

case 1 | 野田和美**女士** （60歲・諮商師）

3個月／體重

-4.9kg

2個半月／腰圍

-2.1cm

67

START
67.2kg

2個禮拜
65.9kg

2個月
63.1kg

3個月
62.3kg

62

一年比一年胖的身體，加上越來越圓的背⋯⋯，因為不喜歡看自己的照片，下定決心地挑戰腹肌拉伸。做法就如中村老師教我的那樣，有意識地把肚子盡可能往上提。

多虧老師的教導，在等紅綠燈或電車時，只要有一點空檔，我都會下意識地提高腹肌。腹肌拉伸的動作很簡單，呼吸也會變得比較深，做了以後感覺很舒暢，加上能提振精神，很適合在情緒低落時用來轉換心情。最重要的是瘦了整整5kg，感覺自己變年輕了，很開心！

我想繼續剷掉身上多餘的贅肉，今後也會持續下去。

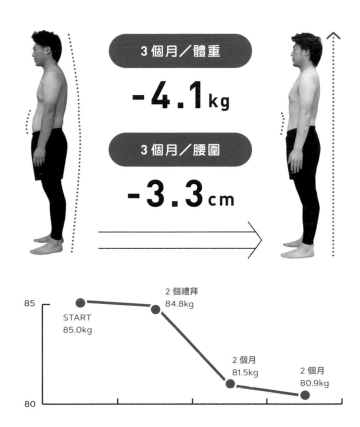

肚子周圍明顯地緊實多了。

case 2 ｜ 田口佑樹先生 （40歲·上班族）

3個月／體重
-4.1kg

3個月／腰圍
-3.3cm

85

2個禮拜
84.8kg

START
85.0kg

2個月
81.5kg

2個月
80.9kg

80

　　隨著年齡漸長而增加的體重、肩酸和腰痛，還有睡覺也無法消除的疲勞，我一直為了這些問題而煩惱。哪怕只有一點點也好，要是能有所改善就好了！抱持這樣的心情，我開始挑戰拉伸腹肌。以一天 3 到 5 次的頻率，每天持續進行。

　　體態一旦變好，肩膀就會放鬆，心情也能跟著變好。我發現以前覺得比較輕鬆的駝背姿勢，反倒會給身體帶來負擔，這是我從中得到的收穫。在持續進行的過程中，發現自己越來越瘦，用眼睛就能明顯看出肚子周圍緊實許多！身體也輕盈多了。

　　我覺得，果然還是因為簡單才能夠堅持下去，而因為堅持，才會有成果。

case 3 | 反町奈津美小姐 （26 歲·上班族）

因為想在婚禮上把婚紗穿得好看一點，而開始挑戰拉伸腹肌。雖然想做點什麼運動，但靠自己的力量總是有點困難，加上太難的動作也撐不了多久，於是就來跟流行了！

不管白天還是晚上，就連午休和上廁所的休息時間，我也會把握時間做拉伸運動。只要有意識地深呼吸，腹部就會用力，有種肌肉正在被鍛鍊的感覺。沒想到身型看起來竟然比儀器測量的數值還要苗條，真令我驚訝！

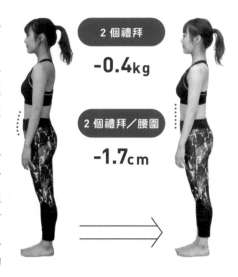

2 個禮拜
-0.4kg

2 個禮拜／腰圍
-1.7cm

case 4 | 木村香代子女士 （68 歲·演員）

因為身體僵硬的緣故，剛開始做的時候十分辛苦，但因為動作簡單，也就堅持下來了。做完拉伸腹肌之後，由於胸腔打開，心情也會跟著好很多，所以我在肩膀酸痛，或是心情鬱悶的時候也會做。我的體重在 2 個禮拜之內瘦下 0.1kg，身體組成分析儀上則顯示體脂肪減少 0.7kg！肌肉量增加，體脂肪減少，這真是一個理想的瘦身方法。不只如此，腰部周圍也變苗條了，我很開心！

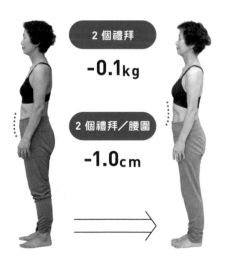

2 個禮拜
-0.1kg

2 個禮拜／腰圍
-1.0cm

case 5 ｜ **栗原貴久**先生 （47 歲・水晶砵演奏者）

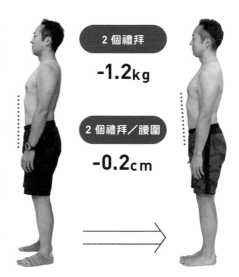

2 個禮拜

-1.2kg

2 個禮拜／腰圍

-0.2cm

我每天都會照鏡子確認自己的體型，畢竟還是挺在意的。每次做完拉伸腹肌，就能看出站姿有明顯的變化。明明多年來體重都沒有什麼變動，在沒有改變生活和飲食習慣的情況下，竟然可以減去 1.2kg，實在令我吃驚。除了體重減輕，養成打開胸腔和上提腹部的習慣，也是其中一項收穫。不只心情變好，就連日常生活的品質也得到顯著的提升。

case 6 ｜ **松本純子**女士 （52 歲・私人教練）

大剌剌的我，也有了參加選美比賽的自信！

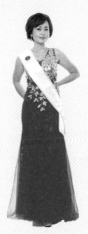

早上身體發麻起不了床！罹患疝氣的我，被醫生建議停止私人教練的工作。加上更年期憂鬱症的影響，我陷入一段長時間的消沉。當時從中村尚人老師那裡學到的，就是拉伸腹肌。

做完拉伸腹肌之後，我的身體變得有如重生一般地輕盈，並在 3 個月之後順利回歸工作。由於身心狀況好轉不少，加上被人稱讚姿勢變漂亮的次數變多了，我開始想挑戰自己一直以來都不擅長的事物，也就是所謂的「美麗」和「展露女性特質」。我報名了 MS. ASIA GOLDEN STAR，並入圍 50 歲以上組的最終決賽。

拉伸腹肌改變了我的人生。我今後也會繼續保持著美麗的姿態，優雅地慢慢老去。

contents

Chapter1　鍛鍊腹肌！

Chapter2　將腹部肌肉往上拉提！

Chapter3　花 10 秒鐘就能讓肚子凹下去！

Chapter4　配合其他角度，讓肚子更平坦！

Chapter5　發起新革命！針對各種煩惱的拉伸運動

Column

Column 1

可以滿足所有身體舒適條件的終極方法誕生了！

關於減肥和健康，經常會看到那種「只要這樣做就 OK！」的標題。我一直認為那樣的東西不存在。我實際讀過不少書，也嘗試過許多次，但是從醫學和解剖學的觀點來看，不管哪一種做法都有問題，根本無法達到書上所寫的效果。

但是……我卻發現了，那種「只要這樣做就 OK！」的運動。那就是拉伸腹肌。為什麼只做這個就可以呢？因為這項運動，可以滿足所有能讓身體舒適的條件：

- ·讓胸腔打開
- ·頭部向上伸展
- ·全身相互連結
- ·處於放鬆狀態

我本來就是主張人不需要減肥的那一派。只要好好地使用身體，保持正確的姿勢，肌肉就不會流失。身體也因為能維持正常代謝，所以不會變得太胖。

就讓我們藉由這項為了減肥而開始的拉伸腹肌運動，將自己塑造成不需要減肥的身體吧。

不用做到這樣也沒關係，
只要後仰就 OK！

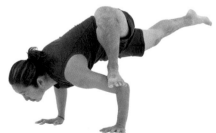

Chapter 1

鍛鍊腹肌

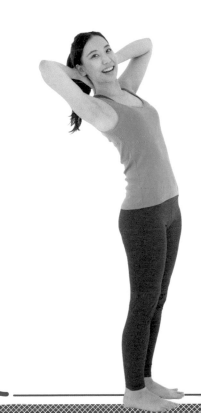

不僅是維持身材！
為了生存不可或缺的腹肌

「最近變胖了啊……」「每次一吃太多，肚子就馬上凸出來！」對於許多人來說，腰部纖細就是美好身材的象徵。不分男女，「如何讓肚子凹下去」是永遠的課題。只要電視或雜誌上有鍛鍊腹肌的相關特輯，就會讓人忍不住盯著看。

被稱為身材關鍵的腹肌，除了維持體型之外，實際上還承擔著各式各樣的重要任務。

例如姿勢。我們之所以能夠以雙足直立行走的方式生活，皆是仰賴肌肉的運作。肌肉對抗重力，讓人體得以維持直立姿態。腹肌也是其中之一，一邊與臀部和背部的肌肉相互配合，一邊支撐著姿勢。

除此之外，當人呼氣和排便的時候，腹肌也會發揮作用。要是腹肌不工作的話，我們就連咳嗽也做不到。能夠將手伸向遠處或高處，也是多虧了腹肌的功勞。協助身體產生扭轉，以及讓手臂能夠做出各種動作的，也是腹肌。

在穿腰圍比較緊的褲子或裙子的時候，常常會不自覺地縮小腹，對吧？這時發揮作用的當然也是腹肌。只要腹肌能確實協助姿勢和動作，不僅能讓身體舒適、不容易感到疲勞，還能提高代謝，使人不容易變胖。

無論是為了保持緊實的腹部和優美的姿勢，或是讓身體自由而不受影響地活動，在日常生活的所有場合中，腹肌的力量都是不可或缺的。

擁有腹肌	缺少腹肌
身體可以 取得平衡	無法 維持站立

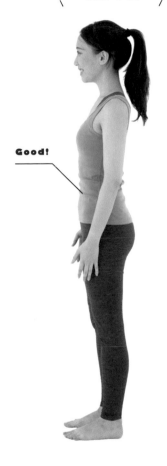

Good!

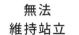

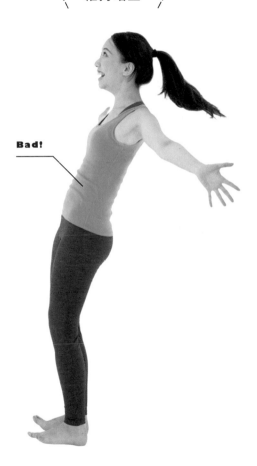

Bad!

　　腹肌是人類進行基本動作和鍛鍊身材的必要肌肉。腹直肌支撐著我們的上半身，以免身體向後傾倒。當手臂往各個方向移動時，腹肌也會發揮重大作用。當手臂往上抬，或是將手往前伸時，則會用到打造「馬甲線」和「平坦腹部」所不可缺少的腹斜肌。

收縮腹肌沒辦法使腹部平坦

那麼，一想到「來練腹肌吧！」的時候，大家會做什麼呢？我想一定有很多人會試著做以前在體育課或是社團活動做過的運動，或是做一些在電視或雜誌上看到的「瘦肚子特輯」的腹肌運動。而在那之中，大部分都是仰臥起坐對吧？

但是，請大家好好地想一想。那些經典的帥氣腹肌，還有刻畫在腹部上的肌肉線條，大部分都是靠仰臥起坐練出來的不是嗎？所謂的「六塊肌」，不就是肌肉一塊一塊地隆起嗎？

是的，收縮腹肌是使肌肉膨脹，也就是「增厚」的運動。**當腹部已經包裹了一層脂肪時，就算再怎麼努力收縮腹肌練肌肉，也只是在凸出的肥肚子上再覆上一層結實的肌肉而已。**

另外，收縮腹肌還會使腰變圓，容易導致駝背和圓肩，結果與我們的本意相反，變成既不美麗也不舒適的姿態。姿勢一旦變差，代謝也會下降，反而可能會讓人變得更胖。

美國著名的腰痛研究學者麥克吉爾教授（Stuart McGill）表示，作為腹肌運動而被提倡的仰臥起坐，很可能會導致腰痛。其實這種收縮腹肌的施力方式，也是引起腰痛的原因之一。

這種氾濫於世間的收縮腹肌運動，不但對腰和體態都不好，還會使肌肉發達，反而沒辦法讓肚子凹下去。令人哀傷的是，即使辛苦地持續鍛鍊，也無法得到自己想要的平坦腹部。

收縮腹部肌肉的話……

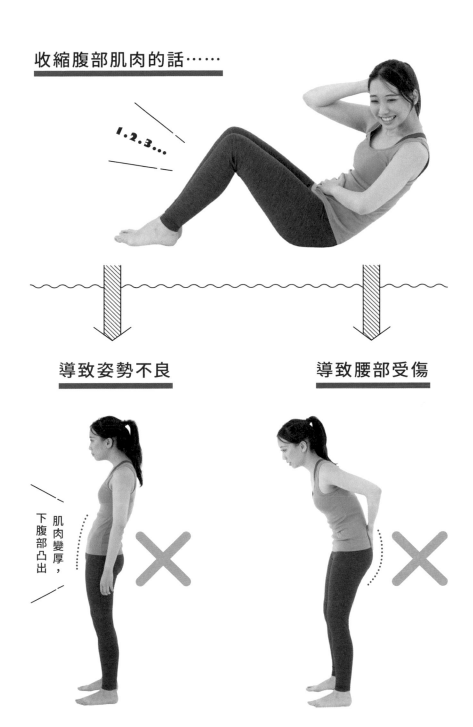

1.2.3...

導致姿勢不良

肌肉變厚，下腹部凸出

✕

導致腰部受傷

✕

腹肌的伸展力，遠比收縮力還要更強！

不建議大家做收縮腹肌運動的理由還有一個。由於在人體構造上並不合理，以訓練來說，收縮腹肌的效率很差。為了說明這一點，就讓我們先來看看腹肌的作用吧。

肌肉的運動，大致可分為「收縮」和「伸展」兩種。雖然說人們對腹肌收縮的印象比較深刻，但實際上會用到收縮腹肌的，頂多只有早上起床的時候。在我們的日常生活中，其實不太會需要收縮腹肌。

另一方面，倒是有很多伸展腹肌的機會。例如伸懶腰、拿取高處的物品，仰望天空，向後回頭看……等等。而且，就是現在這個瞬間，腹肌正以伸展的力量與重力抗衡，幫助你維持姿勢。

伸展才是腹肌原本的作用，而這點卻意外地不為人知。**無論是從解剖學還是肌肉的硬度來看，腹肌的伸展力都比收縮力強得多。**

順帶一提，背肌則是收縮力比伸展力強。我們之所以能挺起身體保持直立，以雙足行走，都是多虧背肌的收縮。

仰臥起坐的原理，是透過收縮腹部肌肉來伸展背部，與腹肌原本的作用相反。雖然做起來很累，但畢竟是不符合人體構造的訓練，無法對效果抱有太多期待。

相反地，接下來要介紹的拉伸腹肌，就是符合人體構造的合理運動。之所以能輕鬆又有效，也是有相應的理由。

拉伸腹肌更符合人體構造！

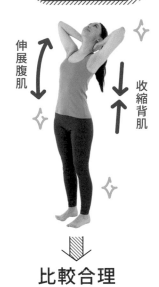

拉伸腹肌

伸展腹肌

收縮背肌

↓
比較合理

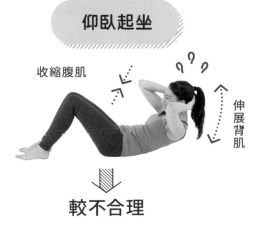

仰臥起坐

收縮腹肌

伸展背肌

↓
較不合理

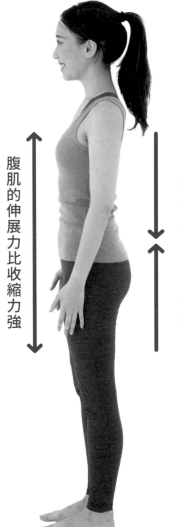

腹肌的伸展力比收縮力強

背肌的收縮力比伸展力強

拉伸腹肌是利用腹肌伸展力的革命性運動

我們已經確認過，仰臥起坐只會讓肌肉疊在腹部的脂肪上，並沒有辦法讓凸出來的肚子凹下去。那麼，要怎麼做才能把肚子變平呢？方法很簡單。**不要弓著背來收縮腹肌，而是用胸部帶動腹肌往上拉伸，透過伸展，讓肌肉變薄就可以了。**

而我想提出的運動，就是拉伸腹肌。

拉伸腹肌是將自己的上半身作為負重的自重訓練。將上半身向後仰，為了不讓身體往後倒，腹肌會使勁地伸展，抑制重心的力量。這時，讓腹部收緊和使人保持姿勢良好的所有腹肌都會承受負荷，從中得到鍛煉。

在我們伸展腹肌，努力不讓身體往後倒的時候，其實不會覺得太吃力。雖然沒有仰臥起坐那麼費力，實際上仍確實有效。為什麼呢？前面已經提到腹肌的伸展力比收縮力更強，然而，除此之外還有其他的理由。

拉伸腹肌幾乎不需要意志力。也就是說，大腦不會感到疲累。

腹肌的伸展力，本來就是為了對抗重力而具備的。因此，即使不發揮意志力，也能運用伸展的力量。

另一方面，在做收縮腹肌的運動時，需要像是「嘿咻！」這樣的意志力。早上起床之所以會覺得痛苦，就是因為需要意志力。

與每個人習慣的收縮腹肌相反，拉伸腹肌正是革命性的運動。這一次，就讓自己脫胎換骨，打造出平坦的腹部吧！

將頭和上半身作為負重！

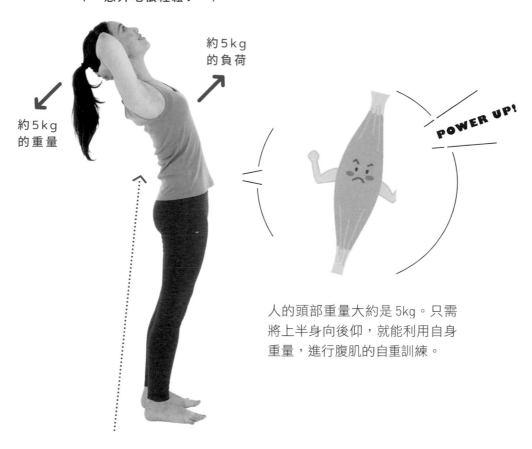

因為大腦不會疲勞，
意外地很輕鬆！

約5kg
的負荷

約5kg
的重量

POWER UP!

人的頭部重量大約是 5kg。只需
將上半身向後仰，就能利用自身
重量，進行腹肌的自重訓練。

可以同時鍛鍊背部肌群！

保持拉伸狀態的時候，不僅只是腹部的腹肌
群會收緊，背部的肌肉（豎脊肌、多裂肌）
也會用到。這是一個可以同時鍛鍊腹部和背
部肌肉，還能改善姿勢的萬能運動！

只有好處沒有壞處！輕鬆不累又有效的拉伸腹肌

對腹肌運動的印象就是做起來很累、很痛苦的人，有個好消息要告訴你們。**拉伸腹肌非常的輕鬆**。不但不會累，也不會讓人喘不過氣，然而肚子摸起來卻是硬的（也就是說有效！）「這樣就行了嗎？這麼輕鬆可以嗎？」許多人都對此感到吃驚。

除了拉伸腹肌以外，這次還對收縮腹肌（仰臥起坐）、棒式等具有代表性的腹肌運動，進行效果（肌肉的硬度）和疲勞感的比較調查。

結果發現，**拉伸腹肌的效果是仰臥起坐的約 1.2 倍（棒式的約 1.5 倍）**，但疲勞感是另外兩個腹肌運動的約 1/3。

「就是累才有效！」「啊！不行了！」一般都認為這種比較吃力的腹肌運動才有效，其實這是一種誤解。

拉伸腹肌不會讓人感到疲勞或痛苦的理由之一，就是血壓幾乎不會上升。例如，仰臥起坐時的背部會變成駝背，使心臟受到壓迫。棒式的動作也會讓手臂和身體承受全身重量，對心臟造成非常大的負荷。

另一方面，**由於拉伸腹肌可以擴張胸腔，減輕對心臟的壓力，所以血壓和心跳都不會上升，也就不會感到吃力**。

只要做的時候不會感到痛苦，就不會變得三天打魚兩天曬網，可以一直堅持下去。不但能輕鬆又確實地鍛鍊腹肌，還能持之以恆地進行訓練，這就是拉伸腹肌的好處。

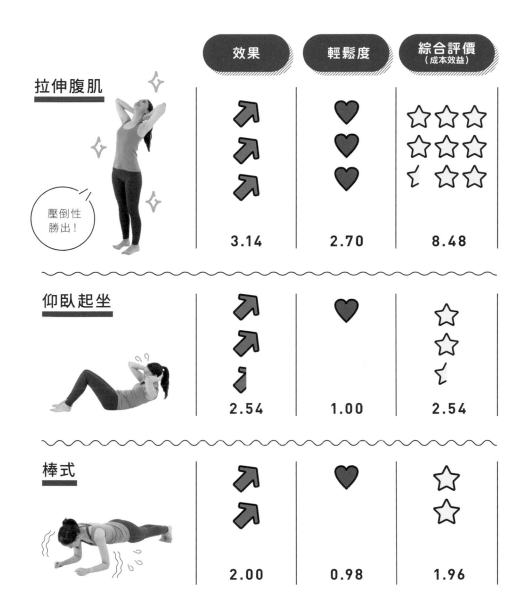

	效果	輕鬆度	綜合評價（成本效益）
拉伸腹肌	3.14	2.70	8.48
仰臥起坐	2.54	1.00	2.54
棒式	2.00	0.98	1.96

針對拉伸腹肌、仰臥起坐和棒式等具有代表性的腹肌運動，進行效果（腹直肌的硬度）和疲勞感（VAS※）的調查，並將其指數化和比較。試驗對象有 11 人。詳細的調查內容和結果請掃右邊 QR code。

※VAS〔Visual Analog Scale〕：在左端為 0、右端為 100 的 10cm 直線上，讓試驗對象評估透過腹肌運動所感受到的疲勞位於哪個位置的評價方法。

Column 2

不管你追求的是結實
肌肉還是勻稱體態，
都來做
拉伸腹肌 吧！

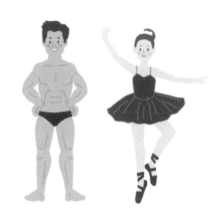

　　你想成為的是像健美選手那樣，擁有大塊肌肉的健壯體魄？還是像芭蕾舞者那樣，沒有多餘贅肉的苗條身材？

　　作為物理治療師和瑜珈教練，我一直在研究該如何才能讓身體各部位有效地發揮各自的功能。所以，我更推薦芭蕾舞者的身型。拉伸腹肌不需要咬牙苦撐，也不會白費力氣，不僅不會讓肌肉變厚，還能讓背部和軀幹的肌群得到均衡的鍛鍊。若想擁有芭蕾舞者那樣的纖細身材，這是再好不過的運動了。

　　至於想要練出強健體魄的人，我也希望你們能一起做拉伸腹肌。原因是進行高強度訓練必須要有舒適的身體狀態作為基礎，而拉伸腹肌是最合適的方法。

　　就我所知，有許多人因為姿勢不良，或是以虛弱無力的身體進行高強度訓練而受傷。當身體處於一個不舒服的狀態，就很難堅持鍛鍊。不管是想追求什麼樣的體態，我都推薦各位做拉伸腹肌！

Chapter 2

將腹部肌肉
往上拉提

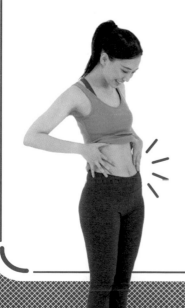

被重力壓扁而凸出來的下腹部

話說回來，為什麼我們的肚子會往前凸呢？其實皮下脂肪和內臟脂肪只是造成下腹部凸出的其中一個原因。

腹部之所以會往外凸出，主要是因為「受到重力的擠壓」。

讓人保持直立姿勢的肌肉，會在人體中持續發揮作用。但如果一直仰賴汽車和智慧型手機帶來的便利，持續過著不怎麼使用肌肉的生活的話，肌肉的力量就會開始衰退。不久之後，身體就會被重力壓扁，變得無法維持良好的姿勢。

駝背加上背部變得肥厚，骨盆也向後傾斜，使身體無法筆直站立。腰部彎曲，胸腔遭受擠壓，頭頸部往前傾，最終導致肚子外凸，久而久之，贅肉就會一點一點地堆積在那裡。

「彎腰駝背」聽起來像是人體的老化現象，但並不僅是如此。**這是維持姿勢的肌力輸給重力的結果。**所以最近也越來越多年輕或者身材苗條的人發生駝背、腰部彎曲和下腹部凸出的問題。

即使上了年紀，仍然有很多人可以保持腹部平坦，就連姿勢也是標準又穩健。「就是年紀大了肚子才會凸出來」，只是單純的迷思。只要擁有不輸給重力的肌力和正確的姿勢，肚子自然會凹下去。接著就能如後所述，養成易瘦體質，進入能輕鬆減重的良性循環。

與重力的勝負將決定肚子和姿勢的好壞！

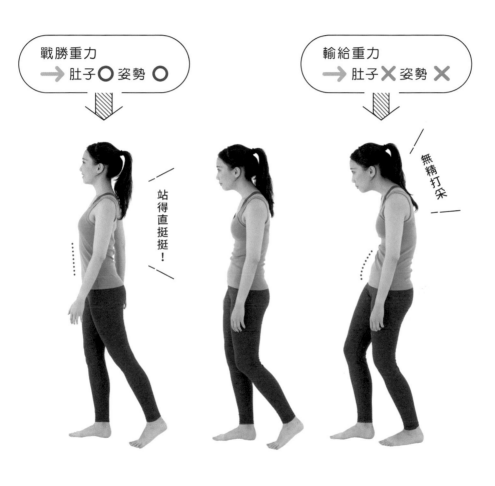

戰勝重力
➞ 肚子⭕ 姿勢 ⭕

輸給重力
➞ 肚子❌ 姿勢 ❌

站得直挺挺！

無精打采

疏忽大意的話……

駝背使內臟遭受擠壓，導致下腹部凸出

要是輸給重力而無法保持良好姿勢，再怎麼靠運動或飲食控制來降低體重，也永遠無法擺脫「凸肚子體型」。

為什麼？因為從肚子裡蹦出來的，其實是失去容身之處的內臟！

為了方便大家想像，就讓我來說明一下吧。

駝背的話，就會像右頁的插圖一樣導致胸部收縮，肋骨的位置也會下降。這樣一來，掉下來的肋骨就會將下面的內臟壓扁。但是因為肚子的空間有限，被壓扁的內臟無處可去，只好往前凸。這就是造成下腹部凸出的原因之一。

要是不改正會使肋骨下降的姿勢，那麼做再多的腹肌訓練，肚子裡的東西還是會蹦出來。結果就是腹部的贅肉橫生，一副大腹便便的模樣。首先，要把掉下來的肋骨拉上去，留出一個可以收納腹部內臟的空間。

肚子裡面本來就沒有空間了，卻為了「讓肚子凹下去」而以仰臥起坐等收縮腹肌的方式來把肚子收緊，這會使心臟和內臟遭受更多的壓迫。別說瘦下來了，壓迫造成的血壓上升和血液循環變差，實際上對身體來說是非常危險的。

胸腔空間縮小，使下腹部凸出

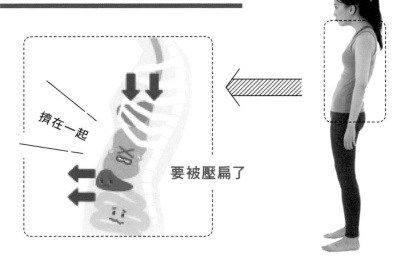

擠在一起

要被壓扁了

~~~~~~

胸腔打開，腹部也變得平坦

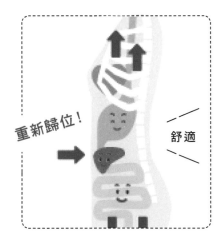

重新歸位！

舒適

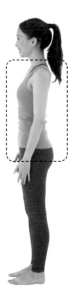

久坐不動會使代謝下降，導致下腹部凸出

現在的世界，是一個自己不用特意行動也能做到任何事的方便世界。上網購物，或是用電腦來工作。外出移動也是使用自家車或計程車，加上搭電梯，就連想走路都沒什麼機會。

身體沒有被充分使用的話，肌肉就會被認定成「不需要的東西」而逐漸衰退。肌力下降會使身體的活動變得困難，一旦產生活動障礙，人就會變得不想動，進而減少活動量……陷入這樣的惡性循環。

尤其是放不下智慧型手機的現代人，還有使用電腦工作為主的上班族，這樣的情況特別嚴重。因為一直坐著不動，或是經常保持前傾和駝背的「低頭姿勢」，使骨盆和髖關節等與姿勢有關的肌肉逐漸失去作用。**支撐骨盆的肌肉一旦衰退，骨盆就會越來越往後傾斜……這會進一步加速下腹部的凸出。**

再加上人總是習慣採取輕鬆的姿勢，而多數人都覺得放鬆脫力的姿勢比較輕鬆。

之所以感到輕鬆，是因為四肢脫力的姿勢不會用到肌肉，也不會消耗能量。韌帶和關節取代了肌肉，像是「伸縮棒」一樣支撐著我們的姿勢。身體會在這時承受很大的負擔，但幾乎感覺不到任何疲勞。

不活動身體，不走路。坐著的時候也不使用肌肉。肌力、體力、精力全部一起衰退，連代謝也跟著下降，使身體越來越胖……人就是這樣陷入惡性循環的。

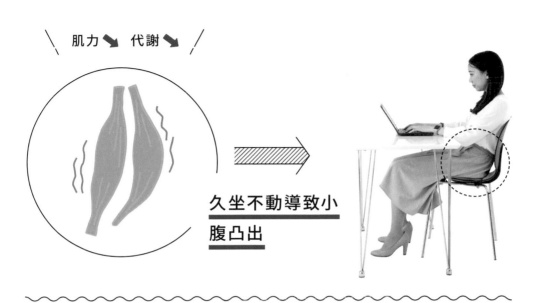

肌力 ↘ 代謝 ↘

久坐不動導致小
腹凸出

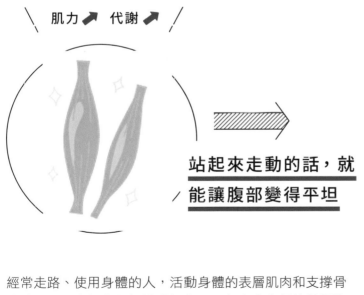

肌力 ↗ 代謝 ↗

站起來走動的話，就
能讓腹部變得平坦

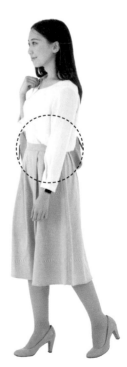

經常走路、使用身體的人，活動身體的表層肌肉和支撐骨
骼的深層肌肉都能很好地發揮作用。但久坐和保持前傾姿
勢的低頭生活，會使支撐骨骼的肌肉因缺乏使用而逐漸退
化。這就是加速「下腹部凸出」的其中一個原因！

想讓肚子凹下去的話，就做伸展運動。

也就是說 來做

拉伸

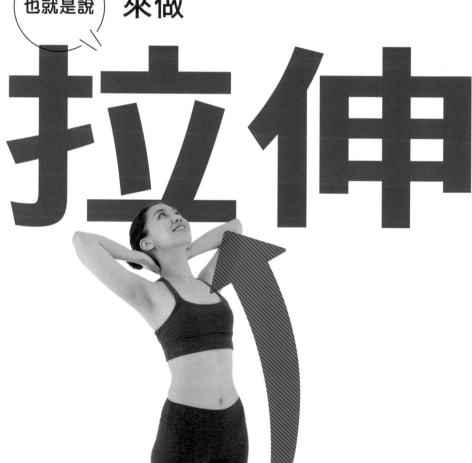

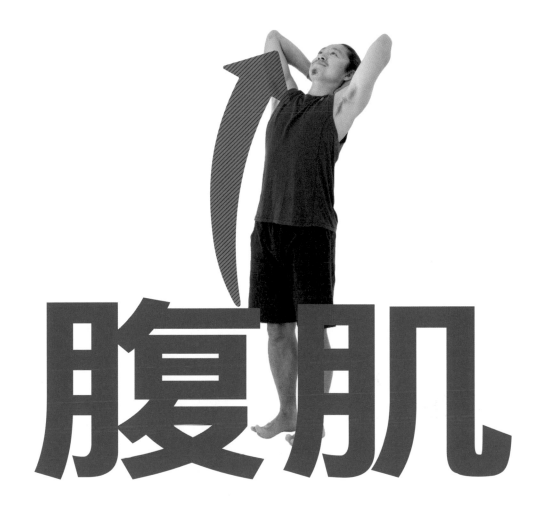

腹肌

下腹部凸出的最大原因，就是輸給重力壓迫的
「前傾姿勢」，以及由此產生的「代謝低下」。也
就是說，用與前傾相反的姿勢來伸展受擠壓的肚
子是最有效的。而那個方法，就是拉伸腹肌！

革命性的關鍵！❶
讓往外凸的內臟回歸正確位置

　　請站在鏡子前面，將手貼在腰上，上半身向後仰。首先，肋骨會向上抬。同時，肚子也會連同肚臍周圍堆積的脂肪一起被拉伸，看上去很清爽。明明脂肪量沒有變化，光是這樣肚子周圍就能瘦一到兩圈嗎？

　　這是因為往外凸出的不僅只是脂肪，還有因駝背以及被掉下來的肋骨壓扁而「無處可去的內臟」。

　　因此，若是能把掉下來的肋骨拉上去，將內臟所在的空間擴大的話，之前只能往外凸的內臟就能順利地回歸正確位置。一開始做拉伸腹肌，肚子就能當場變薄，從這點來看也是一目了然的。

　　而且，在持續拉伸腹肌的過程中，人會自然地得到力量，讓整個身體恢復到平衡的舒適狀態。不用說內臟能回歸到最佳位置，就連血壓和自律神經也能自然地調整好。越是輕鬆愉快地做拉伸腹肌，效果就越值得期待。

　　你現在的胖肚子，說不定只是裡面的東西凸出來而已。這很有可能會讓你看起來顯得比實際的體脂率還要更有肉，實在很吃虧。

　　讓我們用拉伸腹肌來鍛鍊腹部周圍，保持良好姿勢吧！光是這樣，肚子就能順利凹下去。

只要藉由伸展，身體就能越來越端正！

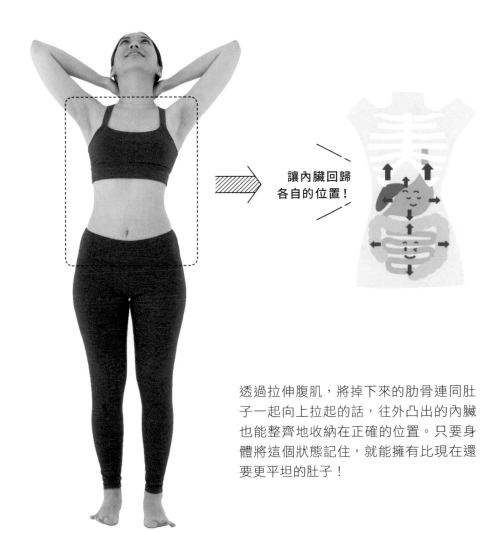

讓內臟回歸
各自的位置！

透過拉伸腹肌，將掉下來的肋骨連同肚子一起向上拉起的話，往外凸出的內臟也能整齊地收納在正確的位置。只要身體將這個狀態記住，就能擁有比現在還要更平坦的肚子！

革命性的關鍵！❷
讓所有瘦身肌肉都覺醒

　　下腹部凸出的人，在生活上幾乎不太會用到那些用來保持姿勢的肌肉。你的身體一直依靠韌帶和骨頭保持著輕鬆的姿勢，幾乎所有的肌肉都處於睡眠狀態。

　　使用健身房的機械式器材，或是以強烈負荷來鍛鍊肌肉的增肌訓練，大多只集中在一塊肌肉上進行。透過仰臥起坐能鍛鍊到的，也就只有位於腹部前側的腹直肌而已。

　　相反地，拉伸腹肌可以同時刺激腹部周圍的所有肌肉。從外側的外層肌肉，到接近骨頭的深層肌肉，所有收緊腹部、拉提腹部的肌肉都會被喚醒。

　　不僅如此，**就連穩定脊椎的背部肌肉也能得到鍛鍊**。能平衡地充分鍛鍊到大量肌肉，正是拉伸腹肌的一大優點。

　　在我們以輕鬆的姿勢過生活的期間，有許多肌肉因此陷入休眠狀態。只要把這些沉睡的肌肉喚醒，讓肌肉在日常生活中也能發揮作用，就能幫助我們自動消耗很多能量。

　　也就是說，光靠這樣就能變成容易燃燒脂肪的體質。另外，只要能讓大量的肌肉活躍起來，身體也會變得比較容易活動，運動量也會跟著自然增加。

　　拉伸腹肌本身消耗的能量不多，而且不會感到疲累。但是從結果來看，也能幫助我們消除脂肪造成的下腹部凸出。

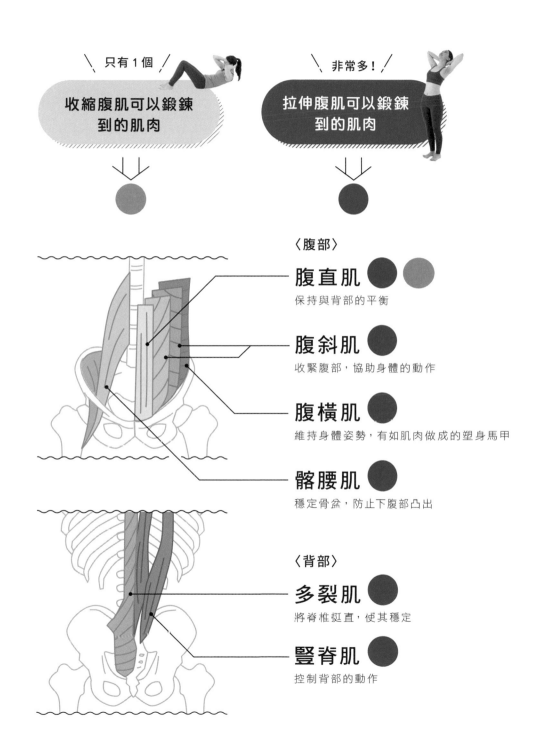

只有1個

收縮腹肌可以鍛鍊到的肌肉

非常多！

拉伸腹肌可以鍛鍊到的肌肉

〈腹部〉

腹直肌

保持與背部的平衡

腹斜肌

收緊腹部，協助身體的動作

腹橫肌

維持身體姿勢，有如肌肉做成的塑身馬甲

髂腰肌

穩定骨盆，防止下腹部凸出

〈背部〉

多裂肌

將脊椎挺直，使其穩定

豎脊肌

控制背部的動作

革命性的關鍵！❸
將神經的瘦身開關設為 ON

要燃燒脂肪，能量的消耗是不可缺少的。**做拉伸腹肌的話，可以打開代謝的開關，將身體切換為燃燒模式。**

血液循環和呼吸、免疫、代謝、內分泌系統與自律神經有著密切的關係。例如入睡時的呼吸以及適應外部的氣溫變化，人之所以能在睡著時保持一定的體溫，都是多虧了自律神經的運作。

自律神經分為「促進活躍」的交感神經，以及「幫助放鬆」的副交感神經。藉由這兩種神經的平衡運作，身體的所有系統才能正常運轉。

自律神經的運作與姿勢有著密切的關係。**當人處於圓肩、駝背等腹部放鬆的姿勢時，是副交感神經佔優勢的休息模式。**而打開胸腔，腹部也得到伸展的姿勢，則是交感神經較活躍的覺醒模式。反過來說，調整姿勢也能起到切換交感神經和副交感神經開關的作用。

用拉伸腹肌伸展腹部、打開胸腔的話，身體的所有系統都將快速地打開交感神經的開關，並進入「從現在開始要活動囉！」的覺醒模式。如果是在起床時進行，那麼身心都能變得積極，可以從早上就以瘦身開關 ON 的狀態來度過一天。

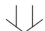

做拉伸
腹肌

⬇

瘦身開關 ON

- 交感神經
- 使大腦處於興奮狀態
- 精神清醒
- 心跳數增加

\ 身心都變得 /

積極正向，
消耗能量！

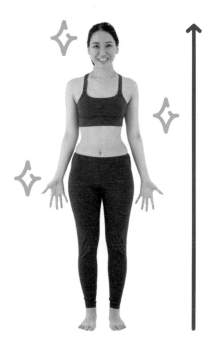

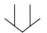

脫力的
駝背姿勢

⬇

瘦身開關 OFF

- 副交感神經
- 使大腦冷靜下來
- 變得想睡覺
- 心跳數減少

\ 身心都變得 /

節能模式，
下腹部凸出……

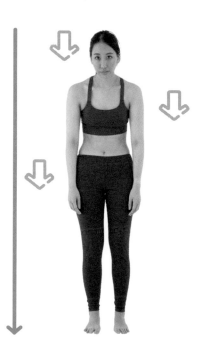

Column 3

只要伸展肚子，煩惱也會跟著消失 ❶
提升血液循環、消化和身體的新陳代謝

　　在東洋醫學中，有「肚子軟，血液循環好，身體才會健康」這麼一個説法。

　　最好的榜樣就是小嬰兒。小嬰兒的肚子看起來很舒服地伸展著，血液循環似乎也很好。肚皮摸起來軟綿綿的，很暖和。

　　但即使是小嬰兒，若是感到恐懼和壓力，也會出現便秘或是肚子僵硬的情況。這也被認為是血液循環不好所造成的。

　　腹肌的收縮會壓迫到內臟。這樣一來，內臟的活動就會受到阻礙，使血液循環惡化。血液循環不好，是體寒、消化不良和月經不順的原因。因此，若是因為在意外表而穿上束腹，緊緊地勒住肚子，是很不可取的。這就像是自己主動讓身體不健康一樣。

　　拉伸腹肌會使腹肌變硬，但是腹部整體會變軟，所以能夠自然放鬆身心，促進血液循環。這樣一來，消化能力和新陳代謝也會提高，身體可以逐漸恢復元氣。不只如此，在美容方面也同時有改善肌膚黯沉、不容易復胖等令人期待的效果。

以小嬰兒那樣的柔軟
肚皮為目標！

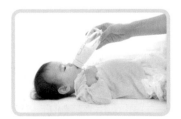

Chapter 3

花 10 秒鐘就能讓肚子凹下去！

拉伸腹肌訓練

1

花 10 秒鐘就能把肚子往上拉提！
拉伸腹肌基本訓練

　　那麼，就讓我們來挑戰一下拉伸腹肌吧！**把被壓扁而往外凸的肚子拉起來，讓身體記住肚子平坦的形狀。再加上改善姿勢的話，身體的瘦身開關就會被打開！**

　　一次只要 10 秒！不受空間限制，在哪裡都能做，而且很輕鬆。無論是誰都能堅持下去也是這項運動的魅力所在。只要讓肌肉變得柔軟，身體一定會有所改變！就用拉伸腹肌在你的身體上掀起革命吧。

　　拉伸腹肌，是根據人體機制構想出來的正確的腹肌運動。拉伸腹肌有幾個不同的版本，在本章介紹的基本訓練中，我們將拉伸腹部的前側。

　　要點有兩個。第一個，就是讓骨盆穩定，等胸部回到較高的位置後，再開始做拉伸腹肌。這麼做會刺激到腹部的所有肌肉，所以不需要勉強也可以輕鬆地收緊肚子。

　　再來就是記住身體往後仰時，伸展肚子的感覺。平時就要有這樣的意識。做完拉伸訓練後，至少要讓肚子保持 5 分鐘以上的拉伸狀態。

　　除了睡覺前，不管是什麼時候，在哪裡做幾次都 OK！這可以讓全身的肌肉都活化，尤其是在起床後和早上出門前進行的話，不但一整天的代謝都會變好，還可以達到更好的瘦小腹效果。請務必養成每天拉伸腹肌的習慣。

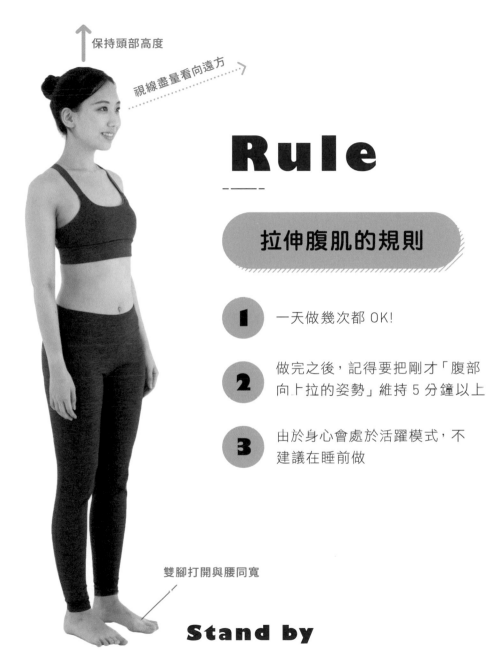

保持頭部高度

視線盡量看向遠方

Rule

拉伸腹肌的規則

1 一天做幾次都 OK!

2 做完之後，記得要把剛才「腹部向上拉的姿勢」維持 5 分鐘以上

3 由於身心會處於活躍模式，不建議在睡前做

雙腳打開與腰同寬

Stand by

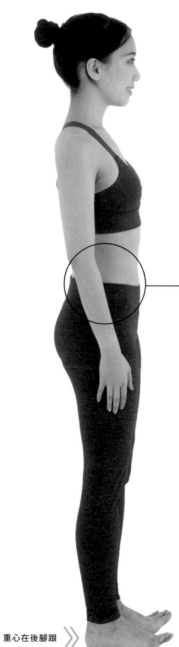

Step 1

抬起腳趾

雙腳打開與腰同寬，平行站立。
將腳趾頭翹起來，從地板上抬起。

LOCK!

鎖住骨盆！

抬起腳趾的話，身體的重心會被修
正到正中間的正確位置，骨盆鎖
定，姿勢就會比較安定。如果感覺
重心在腳後跟，那就是做對了。因
駝背而彎曲的膝蓋和髖關節，也能
自然地伸展。

ZOOM UP

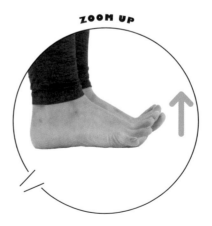

重心在後腳跟 》》

Step 2

雙手十指交叉，
放在頭部後方

大拇指朝下，雙手十指交叉。為了不
給脖子帶來負擔，一邊用雙手支撐，
一邊抬起後腦勺。吐氣。

伸展腋下

抬起後腦勺

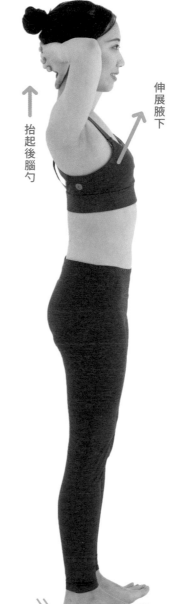

Back

將手放在頭部後方

胸腔自然地打開，肋骨抬起，被
壓扁的肚子也會往上拉伸。

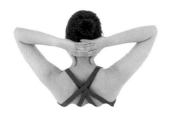

重心在後腳跟

有如把脖子拉起來
一般，將頭往後仰

視線朝上

就像是胸腔裡的氣球
把身體往上抬的感覺

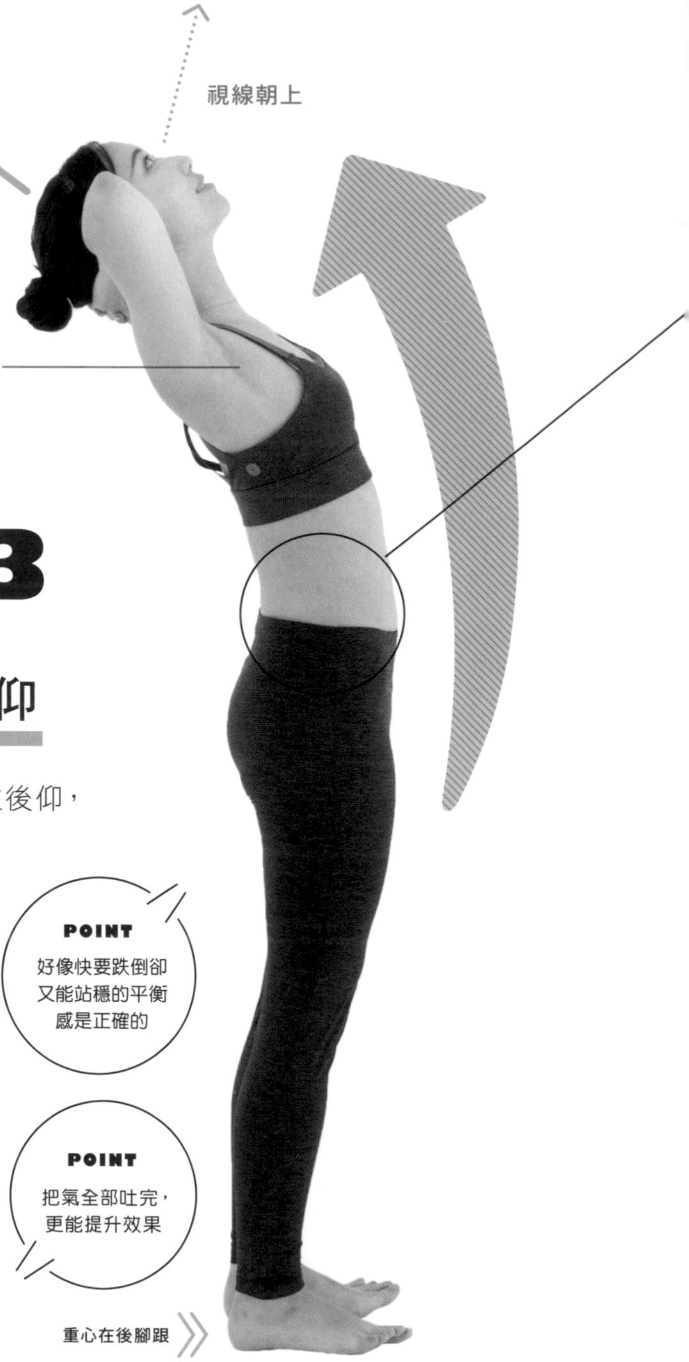

Step 3

將上半身往後仰

一邊吸氣一邊將上半身往後仰，
維持 2 次呼吸循環。

吸氣

2 次呼吸循環

吐氣吸氣
吐氣吸氣

POINT
好像快要跌倒卻
又能站穩的平衡
感是正確的

POINT
把氣全部吐完，
更能提升效果

重心在後腳跟

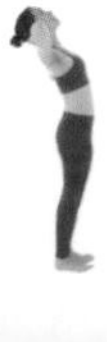

LOCK!

肚子會自己開始鍛鍊肌肉！

由於骨盆被鎖定住，只要一邊支撐上半身，一邊保持向後仰的姿勢，腹肌就會自動被鍛鍊到。好好把氣全部吐完的話，用來保持姿勢的腹橫肌（肌肉塑身馬甲）也會收緊。

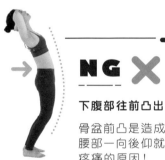

NG ✕

下腹部往前凸出

骨盆前凸是造成腰部一向後仰就疼痛的原因！

想要做進階版的話……

≫

ADVANCE

等動作習慣了之後，以向後仰的姿勢維持5次呼吸循環，瘦肚子更有效！

**5次
呼吸循環**

Step 4

回到原來的姿勢

一邊吐氣一邊回到原來的姿勢。將 Step2 ～ 4 重複 5 次。（重複 1 次也 OK）

吐氣

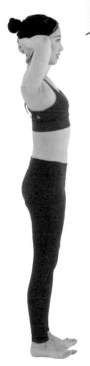

身體搖搖晃晃、骨盆向前凸出的人……

透過「骨盆推引」來記住正確的姿勢

假如身體會在站著或向後仰的時候晃個不停，或是骨盆向前凸出，就先讓身體記住什麼樣的姿勢才不會把腰部往前推，再來挑戰拉伸腹肌吧。

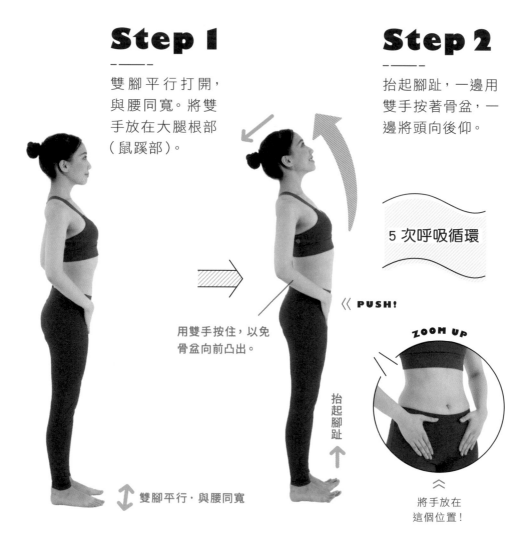

Step 1

雙腳平行打開，與腰同寬。將雙手放在大腿根部（鼠蹊部）。

用雙手按住，以免骨盆向前凸出。

雙腳平行・與腰同寬

Step 2

抬起腳趾，一邊用雙手按著骨盆，一邊將頭向後仰。

5 次呼吸循環

《 PUSH!

抬起腳趾

ZOOM UP

《
將手放在這個位置！

沒辦法好好往後仰的人……

用「萬歲！」的姿勢來鍛鍊腹肌

容易因為用力而身體僵硬的人，只要注意抬頭挺胸，把肚子使勁伸直就好。抬起腳趾，一邊吸氣一邊將雙手伸向頭頂，以萬歲的姿勢維持 5 次呼吸循環。

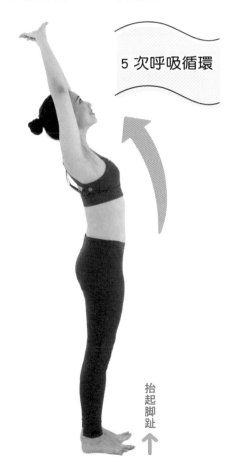

5 次呼吸循環

抬起腳趾

坐在公司辦公桌前的話……

一邊坐著一邊拉伸腹肌

以坐姿來進行的時候，坐在椅子的前端，讓雙腳比膝蓋更靠向身體。藉由腳踝的彎曲，骨盆會立起並固定住，肚子就能好好地伸展。

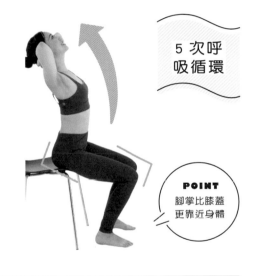

5 次呼吸循環

POINT
腳掌比膝蓋更靠近身體

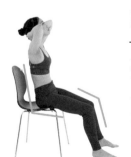

NG ✕

雙腳向前伸的話，骨盆會向後傾，肚子就沒辦法好好伸展了。

給想提升效果的人，以及身體僵硬的人的

準備運動

　　拉伸腹肌是任何人都可以馬上開始做的簡單腹肌運動。但由於平時姿勢不良的關係，也會有伸展不順利的情況。為此，將在這邊為大家介紹使拉伸腹肌的鍛鍊效果最大化的準備運動。

　　從現在開始介紹的 4 種方法，是可以提高順利拉伸的關鍵，也就是「骨盆的穩定度」和「胸部的柔軟度」。畢竟是輔助性的運動，只要在自己覺得「好像做得不太順」的時候再做就好。由於身體會在持續的訓練過程中發生變化，如果覺得拉伸順利，就可以不用再做準備運動了。

準備運動

打開胸腔

用來提升伸展腹肌所需的胸部柔軟度。駝背的人，因為肋骨下降使胸腔變得比較僵硬，請一定要做準備運動。除此之外，對於雙手放在脖子上時，肩膀會抬起來的人，以及手肘打不開的人也很推薦。

將上半身的力量放鬆，胸腔就能打開

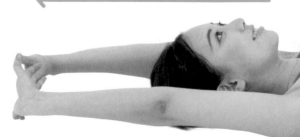

要準備的東西

毛巾或毛毯、瑜珈墊

把毛巾或毛毯捲起來
用，或是做瑜珈時會
用到的瑜珈墊也可以。

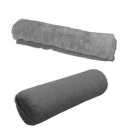

1

仰躺在地上，將兩手伸向頭頂

仰躺在地板上，讓捲好的毛巾可以剛好貼在上腹部的正後方，雙腳膝蓋微彎立起。雙手十指交叉，手掌翻過來，將雙臂朝頭頂伸展。

2

放鬆背部

將上半身往左右輕輕搖晃，緩解背部的緊繃狀態。維持 10 次呼吸循環。

10 次呼吸循環

毛巾貼在上腹部
正後方

POINT
把毛巾捲成 10 cm 左
右的高度，放在地板
和背部的中間。

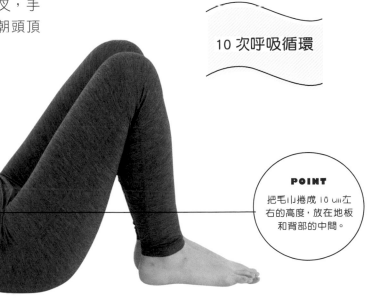

放鬆腋下

腋下不容易伸展的話，可能連雙手放在脖子上或是後仰都有困難。利用牆壁來伸展腋下和身體側面，擴大上半身的可活動範圍。

1

將身體右側靠牆站立，右手臂沿著牆壁向上伸直。

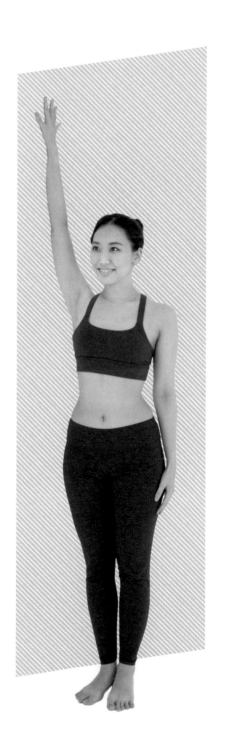

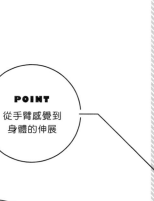

POINT

從手臂感覺到
身體的伸展

左右各 5 次
呼吸循環

2

盡可能向上伸展，直到踮起腳尖為止

將視線看向右手，一邊感覺右手臂和右腋下的拉伸，一邊維持 5 次呼吸循環。另一側也進行同樣的動作。

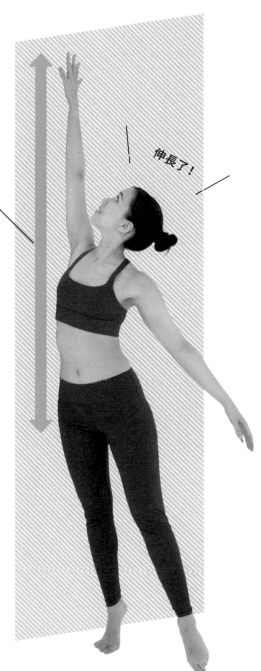

伸長了！

加強腰部的安定感

這項運動適合因為肌肉出力而無法順利
伸展，或是身體容易搖晃不停的人。可
以鍛鍊提高腰部穩定性，幫助人體保持
良好姿勢的髂腰肌。推薦給平常習慣拖
著腳走路，或是容易絆到腳的人。

1

仰躺在地板上，雙腳膝蓋
微彎立起。

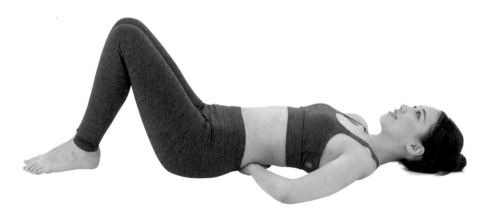

將手掌或是捲好的
毛巾塞在腰後懸空
的空間

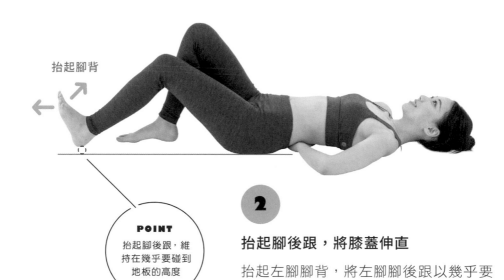

抬起腳背

POINT
抬起腳後跟,維
持在幾乎要碰到
地板的高度

2

抬起腳後跟,將膝蓋伸直

抬起左腳腳背,將左腳腳後跟以幾乎要
碰到地板的高度抬起,伸直左膝蓋。過
程中,讓腰後的弧度始終保持在步驟
① 的狀態

3

彎曲伸直 3 次後,換右腳進行同樣的動作

左膝蓋彎回來,回到步驟①的姿勢。重複3
次彎曲伸直後,右腳也進行同樣的動作。

左右各 3 次

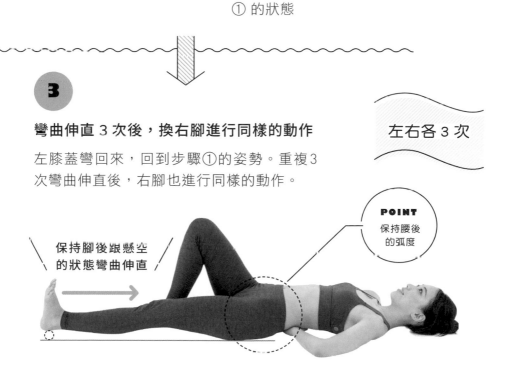

保持腳後跟懸空
的狀態彎曲伸直

POINT
保持腰後
的弧度

伸展頭部調整骨盆

將上半身從頭頂開始往上伸展，讓傾倒的
骨盆立起，並使支撐骨盆的髂腰肌覺醒。
另外，因姿勢不良而引發的胸腔緊繃、
肩頸僵硬也能得到舒展。用這個伸長脖
子的感覺來做拉伸腹肌的話，就能自然
地形成正確的姿態。

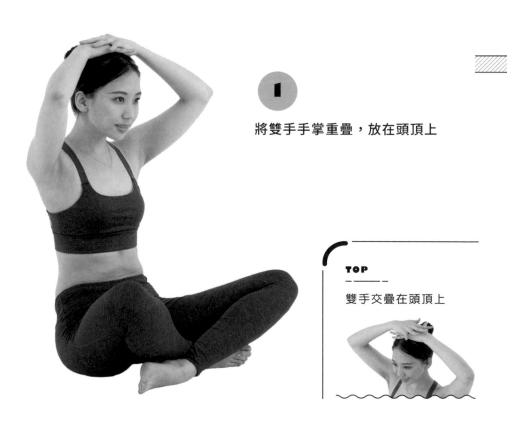

1

將雙手手掌重疊，放在頭頂上

TOP

雙手交疊在頭頂上

2

伸展腰部，讓頭頂和雙手手掌相互抵著

有意識地垂下肩膀和伸長脖子。不管是坐在椅子上還是跪坐，或是以站姿來進行都OK！

3 次呼吸循環

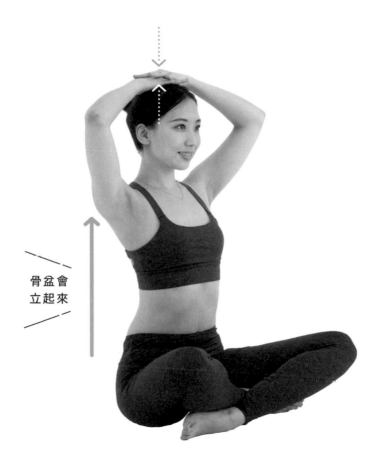

骨盆會
立起來

Column 4

只要伸展肚子，煩惱也會跟著消失 **2**
養成不容易疲勞也不容易發胖的體質

　　健康的人腳心會呈現一個明顯的拱形。當這個拱形掉下來，使腳掌變成扁平狀，就叫做扁平足。而姿勢的惡化，是導致扁平足的其中一個原因。

　　拉伸腹肌的特徵之一，就是抬起腳趾來進行。當我們抬起腳趾，腳底板也會跟著上提。這樣一來，重心就會回到最佳位置，穩固腳底的安定度。在扁平足的狀態下，即使是步伐小、走路發出啪嗒啪嗒聲響的人，也能用腳趾牢牢抓住地面，走起路來會輕鬆許多。

　　另外，重心位於正確位置，也就代表全身肌肉處在正確的位置。「只要回歸正確的位置，肌肉就能好好運作」，是基本的身體法則。不只能讓一直沒用到的肌肉重回工作崗位，也可以讓人輕鬆地邁開大步向前走。

　　因為用到比之前還要更多的肌肉，身體的能量代謝自然就會提高。只要將拉伸腹肌持續下去，不知不覺就能養成不易疲勞、也不易發胖的體質。

抬起腳趾

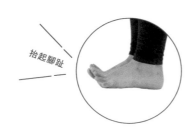

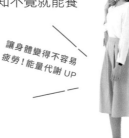

讓身體變得不容易疲勞！能量代謝 UP

The Revolution
in
Ab-Exercise

Chapter 4

配合其他角度，讓肚子更平坦！

拉伸腹肌訓練

用 3 種方向的拉伸來改變身材！
拉伸腹肌進階訓練

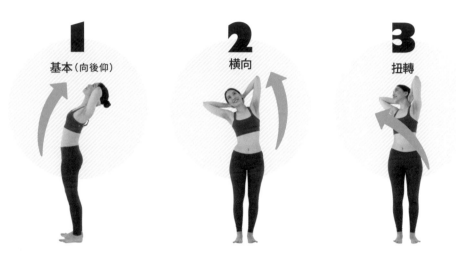

將拉伸腹肌的做法好好記住了嗎？其實，拉伸腹肌除了向後仰的「①基本」形式之外，還有「②橫向」及「③扭轉」等變化。

當然，光是拉伸腹肌「①基本」的效果就很足夠了。但是透過這 3種訓練的並用，不但能改善姿勢，還可以從各個角度既立體又有效地鍛鍊所有能讓腹部凹下去的肌肉。

在這個章節中，將介紹由 3 種方向所構成的進階版拉伸腹肌訓練。

拉伸腹肌沒有次數限制，一天做幾次都沒有關係。無論是把 3 種方向都踏踏實實地做完，或是轉換一下心情，只做其中 1 種……等等，都是可以的。請按照各位的生活方式和當天的行程安排來進行，不需要勉強自己。

身體一定會有所改變。而且，我們每個人都有改變的力量。先以 2個禮拜為目標開始吧！

① 基本（向後仰）

首先，從伸展腹部前方的基本腹
肌訓練來開始！

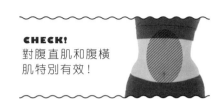

CHECK!
對腹直肌和腹橫
肌特別有效！

讓腹肌緊實，小腹變薄！

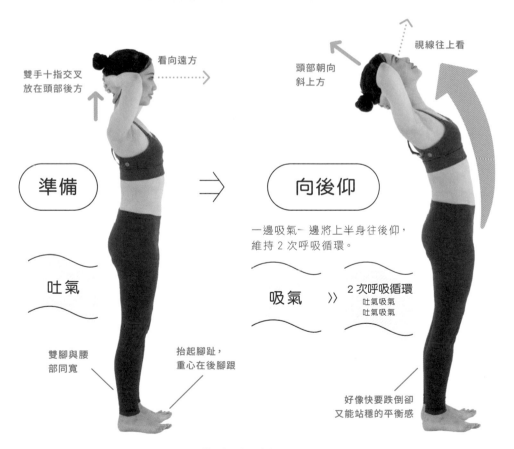

雙手十指交叉
放在頭部後方

看向遠方

視線往上看

頭部朝向
斜上方

準備 → **向後仰**

一邊吸氣一邊將上半身往後仰，
維持 2 次呼吸循環。

吐氣

吸氣 》 **2 次呼吸循環**
吐氣吸氣
吐氣吸氣

雙腳與腰
部同寬

抬起腳趾，
重心在後腳跟

好像快要跌倒卻
又能站穩的平衡感

詳細步驟參照本書 50-55 頁

② 橫向

接下來伸展容易長肉的側腹部！
將手肘朝上，維持平衡，不要讓
身體倒下。把意識集中在向上伸
展，這是最有效的瘦腰秘訣。

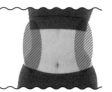

CHECK!
對腹斜肌特別
有效！

一次伸展整個側腹部！

回到原來的姿勢

吐氣

⟶

將右手肘朝上

往橫向拉伸

一邊吸氣一邊將上半身往後
仰，維持 2 次呼吸循環。

吐氣

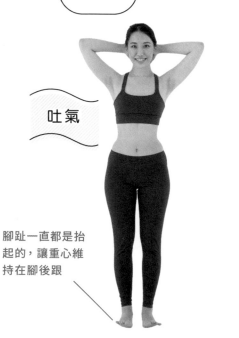

吸氣

腳趾一直都是抬
起的，讓重心維
持在腳後跟

≫

2 次呼吸循環

吐氣吸氣
吐氣吸氣

POINT
把氣全部吐完，
更能提升效果

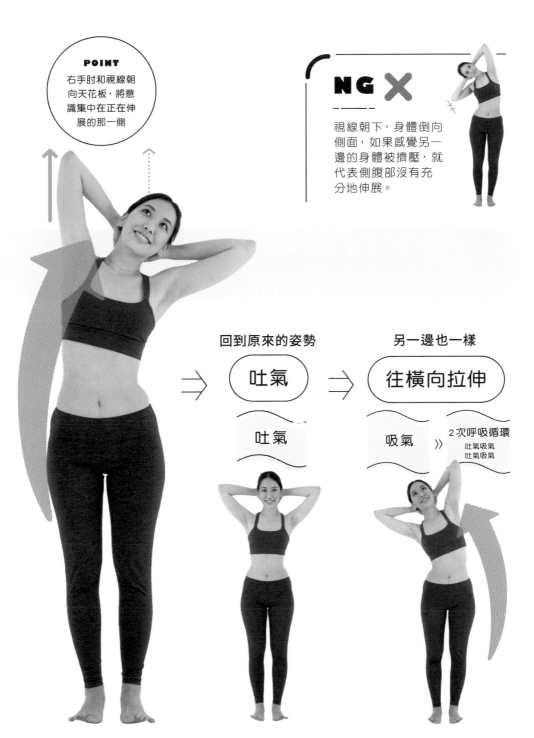

POINT

右手肘和視線朝向天花板，將意識集中在正在伸展的那一側

NG ✕

視線朝下，身體倒向側面，如果感覺另一邊的身體被擠壓，就代表側腹部沒有充分地伸展。

回到原來的姿勢

⇒ 吐氣 ⇒

吐氣

另一邊也一樣

往橫向拉伸

吸氣 》 2次呼吸循環
吐氣吸氣
吐氣吸氣

3 扭轉

最後再加上扭轉，使腹部立體地伸展！
扭轉的幅度越大，就能讓抬起手肘那一側的腹斜肌伸展得越多。

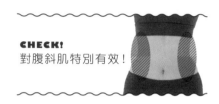

CHECK!
對腹斜肌特別有效！

將右手肘抬到正上方 ——————

用身體的扭轉使勁地收緊腹部！

回到原來的姿勢

吐氣 ⟹

將左手肘朝斜後方舉起

在扭轉的同時一併拉伸

一邊吸氣一邊將左手肘轉向斜後方，維持 2 次呼吸循環。

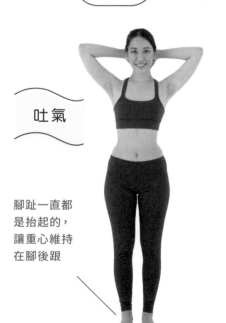

吐氣

吸氣

腳趾一直都是抬起的，讓重心維持在腳後跟

2 次呼吸循環
吐氣吸氣
吐氣吸氣

POINT
把氣全部吐完，更能提升效果

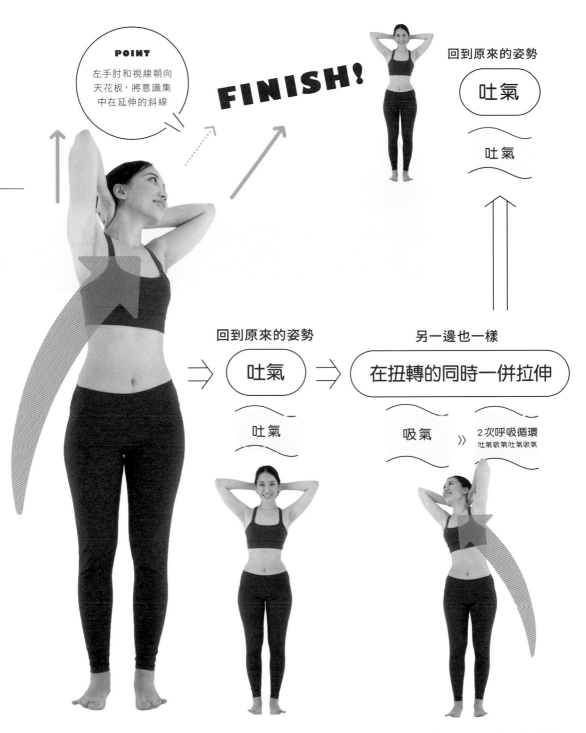

POINT
左手肘和視線朝向天花板，將意識集中在延伸的斜線

FINISH!

回到原來的姿勢
吐氣

吐氣

回到原來的姿勢
吐氣

吐氣

另一邊也一樣
在扭轉的同時一併拉伸

吸氣 》》 2次呼吸循環
吐氣吸氣吐氣吸氣

呼吸變深的話，就是身體瘦下來的訊號

在我的工作室裡，有很多人有「呼吸淺短」和「無法深呼吸」之類的煩惱。這些人的共通點是什麼呢？

那就是大家的肋骨都掉下來了，肚子也處於被壓扁的狀態（參照第37頁）。

以單純的日常生活來說，肺部的功能只會用到 1/3 左右。和手腳的肌肉一樣，如果沒有讓肺正常發揮功能，胸部就會變得越來越僵硬。這樣一來，即使是爬個樓梯或稍微有一點坡度的路，也會走得氣喘吁吁。另一方面，像是運動或爬山之類，習慣給身體施加負荷的人，因為平時就讓肺部大幅度地運動，所以不會那麼容易喘。

就算不特意運動，也有改善呼吸的好方法。那就是拉伸腹肌。做拉伸腹肌時，若有好好把氣吐完，自然就能充分地吸氣。而且，如果能讓掉下來的肋骨回歸原位，胸腔打開，並讓橫膈膜能夠輕鬆地活動，呼吸功能就會有大幅的改善。

在持續拉伸腹肌的過程中，我想各位可以確實地感受到，每一次呼吸的間隔時間變長了。屆時，請為自己感到高興！一旦呼吸有所改變，就是身體發生變化的證據。

這是能夠確實使用腹肌讓身體舒展開來的象徵。

胸腔打開的話，呼吸就能加深，體力也能提升！

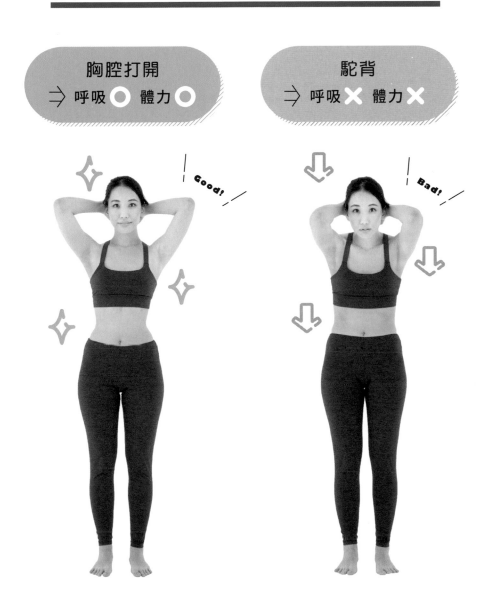

呼吸加深的話，被壓扁的肚子就能往上提，這是橫膈膜有在好好運作的證明。
身體會變得比較不容易疲倦，不只是塑身，在健康方面也能有良好的改善。

隨時隨地都能做的拉伸腹肌！
利用空檔，讓身體記住收腹時的肌肉形狀

若要將拉伸腹肌的鍛鍊效果發揮到最大，最重要的，就是把拉伸時所感受到的「肚子伸展感」盡可能長時間地維持。至少也要保持 5 分鐘以上。在拉伸訓練剛結束的時候，身體還能保持挺胸和腹部平坦的模樣，但隨著時間的推移，又會回到之前肚子被壓扁的狀態，這是不可避免的。

重要的是察覺自己現在的姿勢會擠壓到內臟，並在每一次察覺時都立即改正。透過反覆進行的「察覺」和「拉伸」，讓身體記住腹部平坦的狀態。

剛開始的時候，你可能會覺得保持姿勢是很困難的一件事。但這是因為你已經維持了好幾年，甚至好幾十年的脫力姿態，會覺得辛苦也是理所當然的。假如一直過著重度使用手機和電腦的久坐生活，身體習慣下腹部凸出的姿勢也是沒辦法的事。

幸好，因為拉伸腹肌是非常輕鬆的運動，所以隨時隨地都能進行。只要持之以恆，腹部向上伸展以及胸腔打開的姿勢就會被身體記住，讓拉伸腹肌逐漸變得理所當然，不用再刻意「改正」。一旦身體認為這樣的姿勢才是正確的，你就會覺得好的姿勢才是讓自己舒服的姿勢。

拉伸腹肌一天做幾次都 OK。只做 1 次當然也有效果，但一整天多次重複進行，才是讓身體肌肉記住正確姿式的捷徑。一開始先以 1 天做 3 次為目標吧。右頁特別列舉了幾個推薦的時間點，請大家參考看看。

在運動之前

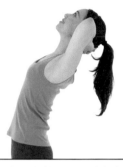

走路、跑步、在健身房訓練等等……在做運動之前,先讓身體記住肚子瘦下來的形狀。用良好的姿勢運動的話,就能正確地使用肌肉,同時提升鍛鍊效果!

早上剛起床時

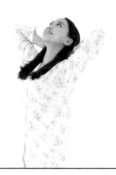

睜開眼睛後,以舒暢地伸展身體的感覺來拉伸腹肌吧。打開讓身心都進入覺醒模式的開關,準備外出的過程也會更加順利。

在工作時的空檔,或是長時間保持同樣姿勢時

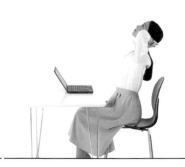

在工作中的零碎空檔,或是去洗手間小歇一會的時候也能進行拉伸腹肌。由於交感神經的開關會打開,也可以在心情低落的時候用來轉換心情。在家裡的話,可以趁電視進廣告的時候做。每30分鐘～1小時做1次是理想的頻率。

準備出門上班前

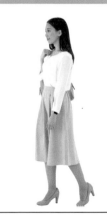

只要拉伸腹肌,就能有效地使用全身肌肉,移動時的能量消耗也會提高。
在每天上班、上學前做,一點一滴地提升消耗的卡路里吧!

Column 5

只要伸展肚子，煩惱也會跟著消失 **③**
提升血液循環、消化和身體的新陳代謝

　　人的內心狀態和姿勢是一致的。

　　情緒低落時會垂下肩膀、低著頭，感到不安時，身體會變得僵硬，或是把整個身體蜷縮起來。而駝背和胸腔緊縮的姿勢，是一種身心承擔著各種事物、自我防衛的姿態。胸腔緊縮的同時，內心也跟著封閉，變得退縮、疑神疑鬼、自我意識強烈……。然後，就陷入姿勢越來越差的惡性循環之中。

　　拉伸腹肌與「身體整個縮起來」的姿勢正好相反。打開胸腔的話，內心也會跟著敞開，引導心情往積極的方向前進。就如同「無拘無束的人」、「敞開心扉」之類的詞語所說，在良好的姿勢中，蘊藏著一顆明朗開放的心。工作和人際關係上的壓力有時候也會讓人感到鬱悶對吧？一不小心就會想用喝酒或暴飲暴食來逃避的情況也會發生。

　　這種時候，請先試著用拉伸腹肌來打開胸腔，可以有效地轉換情緒，心情也會變得開朗舒暢。只要持續保持良好的姿勢和明朗開放的心態，你的性格也會變得富有魅力和親切近人。

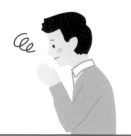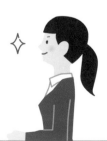

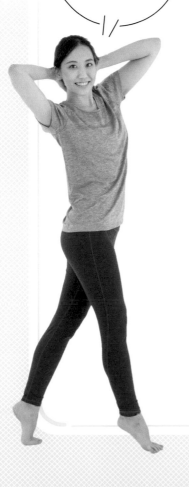

與拉伸腹肌同樣能運用到肌肉伸展力，具有超群效果的拉伸運動

發起新革命！

針對各種煩惱的拉伸運動

肩頸僵硬

將肩胛骨靠攏的動作,可以放鬆緊
繃的肩膀和背部肌肉,促進血液循
環、舒緩痠痛。不管是看電視,還
是工作或寫作業,養成一想到就做
的密集習慣吧!

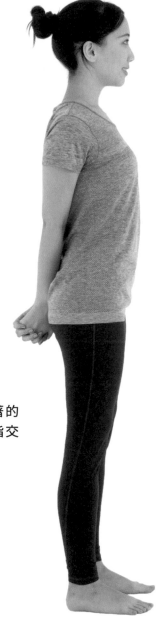

1 以站立、或是坐著的
姿勢,將雙手十指交
握在身後。

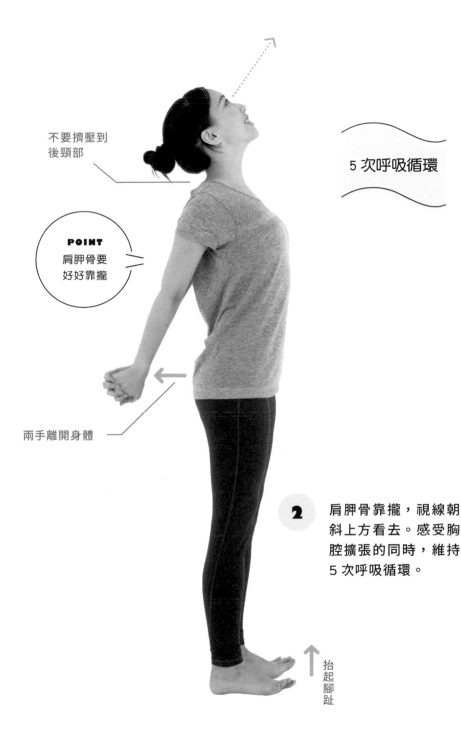

不要擠壓到
後頸部

POINT
肩胛骨要
好好靠攏

兩手離開身體

5 次呼吸循環

2 肩胛骨靠攏，視線朝
斜上方看去。感受胸
腔擴張的同時，維持
5 次呼吸循環。

抬起腳趾

腰部疼痛

以穩定腰部的深層肌肉髂腰肌為重點目標。矯正引發疼痛的壓迫姿勢，找回健康的脊椎曲線吧。

對骨盆前傾或是骨盆後傾的人都有效。

讓頭部頂著雙手

腹部向上伸展

1 雙手交疊於頭頂，腹部向上伸展。讓雙手壓住頭部，相互抵著。

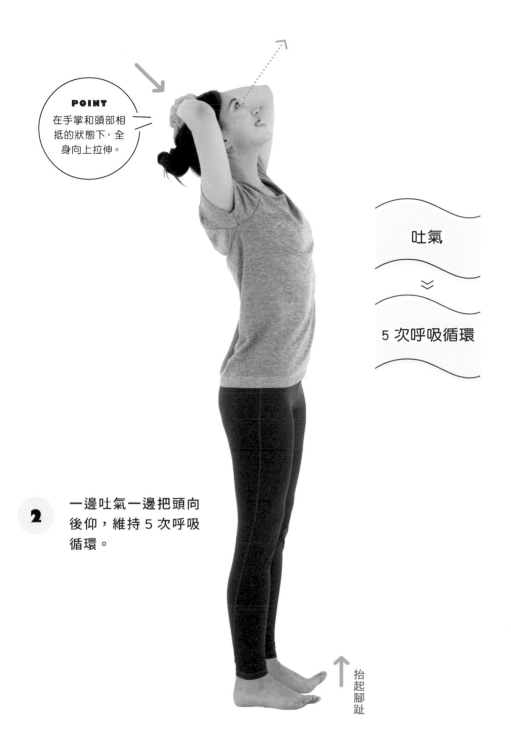

POINT

在手掌和頭部相抵的狀態下，全身向上拉伸。

吐氣

5 次呼吸循環

2 一邊吐氣一邊把頭向後仰，維持 5 次呼吸循環。

抬起腳趾

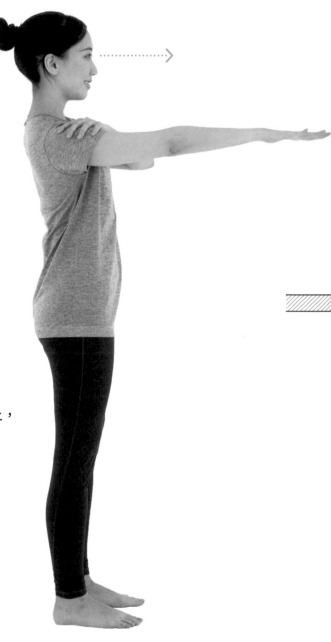

煩惱 3

便秘

便秘是源自於腸胃蠕動力下降。用扭轉的動作來刺激內臟，藉此活化腸道吧！
提高效果的訣竅是從胸口開始扭轉。把手搭在肩膀上來做，能自然地加深扭轉的幅度。

1 左手搭在右肩上，右手向前伸出。

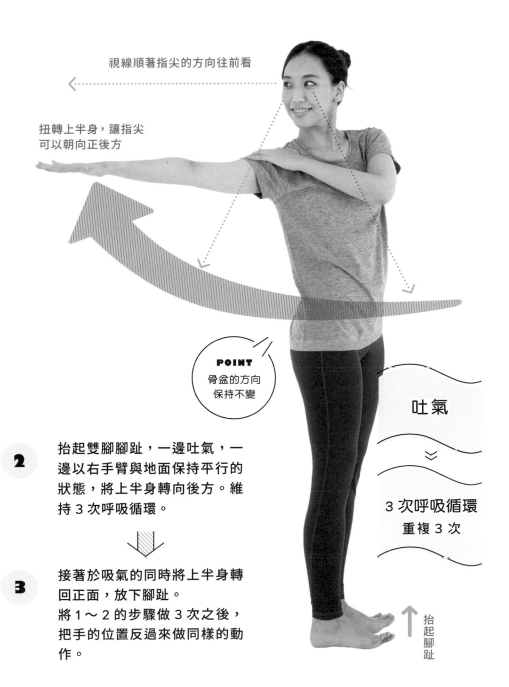

視線順著指尖的方向往前看

扭轉上半身，讓指尖
可以朝向正後方

POINT
骨盆的方向
保持不變

吐氣

3 次呼吸循環
重複 3 次

2 抬起雙腳腳趾，一邊吐氣，一邊以右手臂與地面保持平行的狀態，將上半身轉向後方。維持 3 次呼吸循環。

3 接著於吸氣的同時將上半身轉回正面，放下腳趾。
將 1～2 的步驟做 3 次之後，把手的位置反過來做同樣的動作。

抬起腳趾

走路不好走

透過旋轉和前後的動作，可以活化使走路順暢所需的肌肉，打造出能輕鬆地邁開大步、輕快走路的姿勢。
推薦大家將這個運動作為出門或散步前的暖身操。

1 **雙手十指交叉於頭部後方，右腳向前踏出一步。**

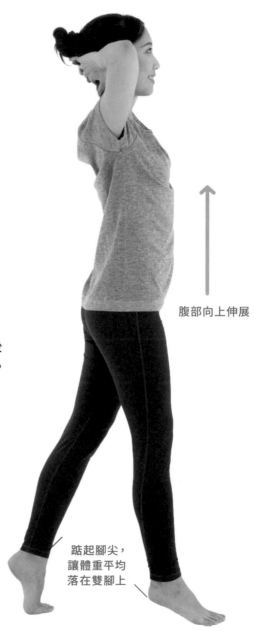

腹部向上伸展

踮起腳尖，讓體重平均落在雙腳上

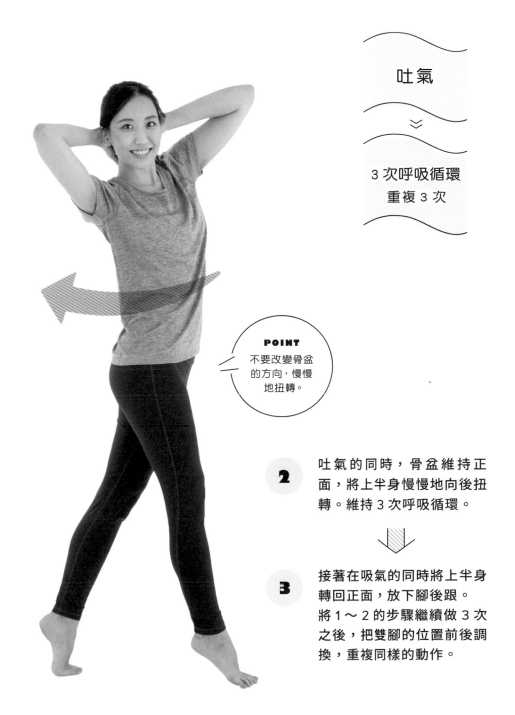

吐氣

3 次呼吸循環
重複 3 次

POINT
不要改變骨盆
的方向，慢慢
地扭轉。

2 吐氣的同時，骨盆維持正面，將上半身慢慢地向後扭轉。維持 3 次呼吸循環。

3 接著在吸氣的同時將上半身轉回正面，放下腳後跟。將 1～2 的步驟繼續做 3 次之後，把雙腳的位置前後調換，重複同樣的動作。

心情煩悶

敞開身體側面及胸口,打開胸式呼吸的開關。加深呼吸的同時,能讓交感神經處於優勢,讓心情變得舒暢。
也很適合在想睡覺或是疲勞無法消除時進行。

1 **右手放在頭部後方,右腳踏在左腳前,左手插腰。**

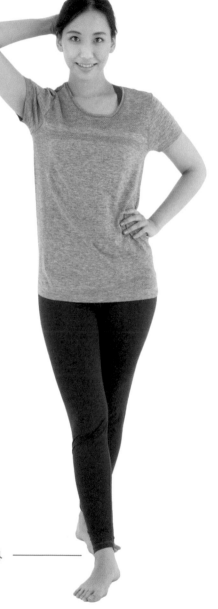

右腳踏在左腳前方,腳尖朝外 ——————

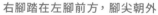

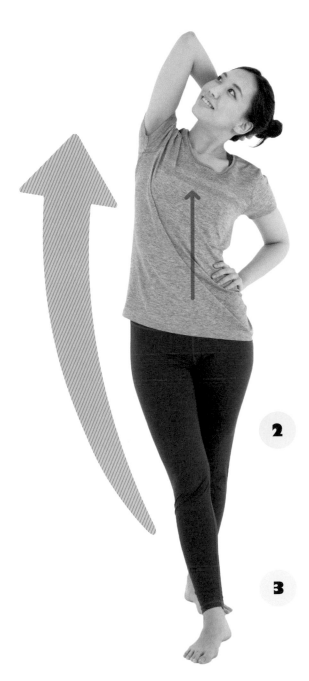

POINT
從手肘到腳尖
拉伸成弓形一
般的弧度。

吸氣

≫

3 次呼吸循環
重複 3 次

2 拉伸肚子的同時，將右手肘
向上抬起，一邊呼吸一邊讓
右手肘保持朝向正上方的位
置，維持 3 次呼吸循環。

3 接著一邊吐氣，一邊將上半
身回到原來的位置後，把左
右手腳的位置調換，重複同
樣的動作。

屁股下垂

利用伸展來刺激決定屁股輪廓
的臀大肌。
只要把硬梆梆的肌肉變柔軟，
垂下的屁股也能變得緊實！

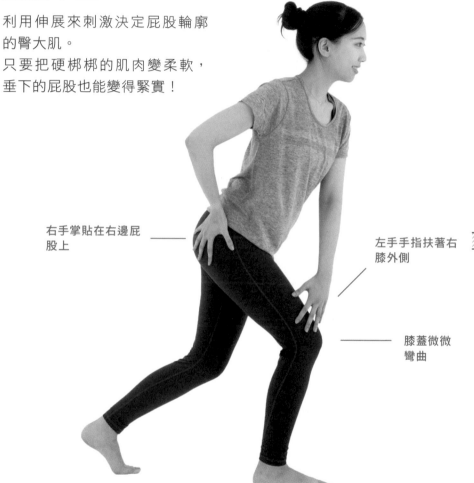

右手掌貼在右邊屁
股上

左手手指扶著右
膝外側

膝蓋微微
彎曲

1 將身體站直後，右腳向
前跨出 1 大步。

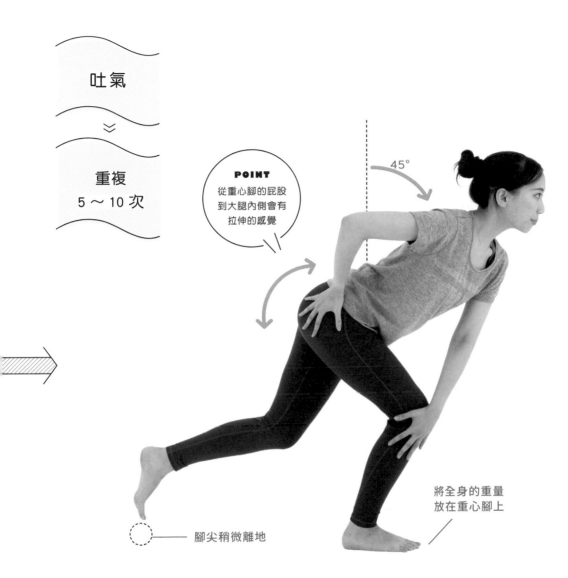

吐氣

≫

重複
5 ～ 10 次

POINT
從重心腳的屁股
到大腿內側會有
拉伸的感覺

45°

將全身的重量
放在重心腳上

腳尖稍微離地

2 吐氣的同時,將
上半身向前傾。

3 接著一邊吸氣,一邊回到步驟 1
的姿勢。將 1 ～ 2 的步驟繼續做
5 ～ 10 次。另外一側也是,把
左右手腳的位置調換,重複同樣
的動作。

屁股變大

藉由臀中肌的伸展，刺激
支撐骨盆的深層肌肉。
把橫向發展的大屁股，練
成向中央收緊的小屁股。

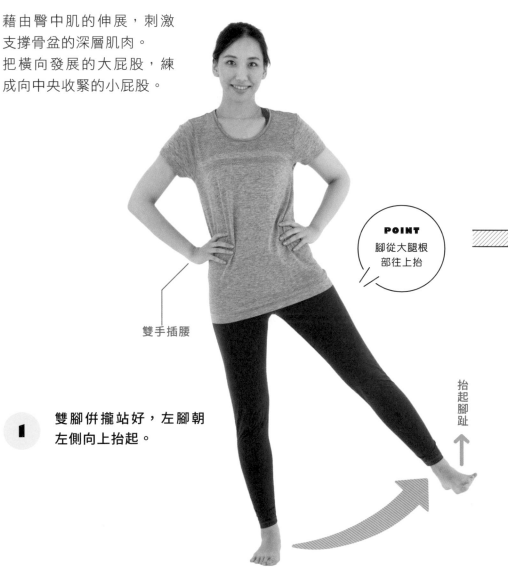

POINT
腳從大腿根
部往上抬

雙手插腰

抬起腳趾

1 雙腳併攏站好，左腳朝
左側向上抬起。

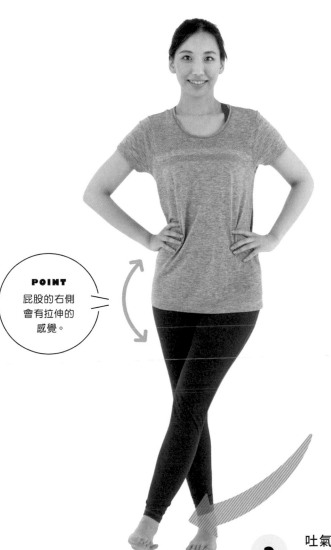

POINT
屁股的右側
會有拉伸的
感覺。

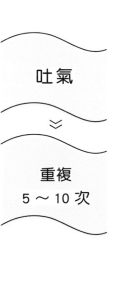

2 吐氣的同時，緩緩地將左腳向右晃去。

3 重複 5 ～ 10 次左右之後，將左腳放回地上，換右腳重複同樣的動作。

結　語

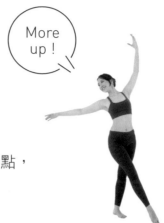

More
up !

　　怎麼樣呢？拉伸腹肌既輕鬆又有效的這一點，我想大家都已經親身感受到了。

　　其實不光是有醫學根據，以演化學的角度來説，拉伸腹肌也是正確的。在人類演化成雙足直立行走的過程中，腹肌伸展的力量和背肌收縮的力量使頭部抬起，直直地往上伸展。於是脊椎呈現Ｓ型曲線，骨盆向前凸出，足弓形成，人類因此而完全適應了雙足直立行走。

　　也就是説，對於人類而言，頭頂向上伸展是自然而舒適的。

　　但我們卻在使用手機和使用電腦工作時將頭部朝下，使直挺的背部因腹肌收縮而形成圓弧形。不走路的話，就會使人類本能的向上伸展力量陷入沉睡。刻意做出不自然的行為，擺出肚子凸出又不美觀的姿勢，既搞壞身體，心情也會跟著低落。不覺得這實在很糟蹋身體嗎？

　　保持人類的姿態是很辛苦的，畢竟重力會將身體不斷地往下擠壓。

　　不過，藉由拉伸腹肌找回肚子的伸展力就沒問題了。在你醒著的期間，無論什麼時候，都要像芭蕾舞者一樣不斷地往上伸展。

　　訣竅就是好好地向前看。不要讓視線往下，盡可能地看向遠方。這樣一來，頭頂就會往上伸展，身體的姿態自然就會變得端正。不需要特地去想著要端正姿勢，凸出的肚子也會向內凹。

拉伸腹肌是顛覆了以往健身訓練和運動常識的革命性方法。

　　以醫學和演化學為根據，拉伸腹肌的鍛鍊效果已經由受試者，以及我所指導過的教練和學生們證實了。

　　我將發起革命。

　　請大家務必與我一起，

　　掀起一場腹肌革命吧！

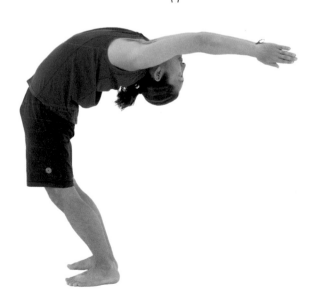

瑜珈的後仰
動作也帶給了
我靈感

高寶書版集團
gobooks.com.tw

CI 150

後仰就會瘦：10秒就能消小腹，適合所有人的革命性拉伸瘦體操
「そる」だけでやせる腹筋革命

作　　者	中村尚人	
譯　　者	高秋雅	
主　　編	吳珮旻	
編　　輯	鄭淇丰	
校　　對	賴芯葳	
封面設計	黃馨儀	
內頁排版	賴姵均	
企　　劃	何嘉雯	

發 行 人　朱凱蕾
出　　版　英屬維京群島商高寶國際有限公司台灣分公司
　　　　　Global Group Holdings, Ltd.
地　　址　台北市內湖區洲子街88號3樓
網　　址　gobooks.com.tw
電　　話　（02）27992788
電子信箱　readers@gobooks.com.tw（讀者服務部）
　　　　　pr@gobooks.com.tw（公關諮詢部）
傳　　真　出版部（02）27990909
　　　　　行銷部（02）27993088
郵政劃撥　19394552
戶　　名　英屬維京群島商高寶國際有限公司台灣分公司
發　　行　英屬維京群島商高寶國際有限公司台灣分公司
初版日期　2021年2月

"SORU" DAKEDE YASERU FUKKINKAKUMEI
Copyright © Naoto Nakamura 2019
Chinese translation rights in complex characters arranged with ASUKA SHINSHA INC
through Japan UNI Agency, Inc., Tokyo and jia-xi books co., ltd.

國家圖書館出版品預行編目(CIP)資料

後仰就會瘦：10秒就能消小腹,適合所有人的革命性拉
伸瘦體操/中村尚人著；高秋雅譯.-- 初版. -- 臺北市：高
寶國際出版：高寶國際發行, 2021.02
　　面；　公分. --（嬉生活；CI150）

譯自：「そる」だけでやせる腹筋革命

ISBN 978-986-361-989-5（平裝）

1.健身操　2.運動健康　3.塑身

411.711　　　　　　　　　　　　　　109022241

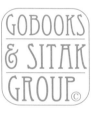